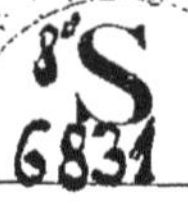

EXTRAIT

DU

BULLETIN SCIENTIFIQUE

DE LA FRANCE

ET DE LA BELGIQUE.

PUBLIÉ PAR

ALFRED GIARD,

Chargé de cours à la Sorbonne (Faculté des Sciences),
Maître de Conférences à l'École Normale Supérieure.

RECHERCHES SUR L'ANATOMIE DES ORGANES VÉGÉTATIFS DES LÉCYTHIDACÉES

PAR

OCTAVE LIGNIER.

PARIS,
OCTAVE DOIN, Éditeur,
8, Place de l'Odéon, 8
1890

BULLETIN SCIENTIFIQUE
DE LA FRANCE ET DE LA BELGIQUE.

SOMMAIRE :

AVIS AUX ABONNÉS.

A partir du prochain volume le *Bulletin* sera publié par fascicules datés du jour de leur sortie des presses, de façon à éviter une trop grande accumulation des matériaux et la nécessité de volumes supplémentaires.

PRIX DE L'ABONNEMENT :

Pour la France et l'Étranger, **UN AN, 15 FRANCS.**

Les abonnements partent du 1er Janvier de chaque année.

Adresser tout ce qui concerne la Rédaction à Messieurs

Alfred GIARD, 14, rue Stanislas, } **Paris.**
Jules BONNIER, 75, rue Madame, }

RECHERCHES SUR L'ANATOMIE

DES ORGANES VÉGÉTATIFS

des LÉCYTHIDÉES, des NAPOLÉONÉES et des BARRINGTONIÉES, (LÉCYTHIDACÉES),

PAR

OCTAVE LIGNIER,
Professeur à la Faculté des Sciences de Caen.

INTRODUCTION.

Des recherches anatomiques entreprises dans le but de trouver les affinités si controversées des Calycanthées et de reconnaître la valeur morphologique des faisceaux libéro-ligneux de leur tige, m'ont amené à étudier successivement les familles que les Botanistes ont considérées comme leur étant voisines. Parmi ces dernières je signalerai principalement les Mélastomacées, les Myrtacées, les Lécythidées, les Granatées et les Monimiacées. Les résultats fournis par l'étude des deux premières familles ont été publiés précédemment, en même temps que ceux obtenus chez les Calycanthées (1). Le présent mémoire, écrit déjà depuis plusieurs années, mais fortement remanié et complété récemment par des recherches faites sur des espèces et des genres nouveaux, fera connaître les résultats que m'a fournis l'étude anatomique des organes végétatifs des Lécythidées, des Barringtoniées et des Napoléonées.

Les Lécythidacées sont toutes des plantes exotiques dont quelques-unes seulement ont été introduites dans nos serres comme plantes d'ornement. Les graines fraîches en sont difficiles à se procurer, au moins pour la plus grande partie des espèces. Aussi n'avons-nous pu nous servir dans la présente étude que d'un nombre assez restreint d'échantillons frais. Nous les avons consacrés à la partie de nos recherches qui exigeaient les soins les plus minutieux. La grande majorité des espèces n'a été étudiée que sur des échantillons d'herbier, plus ou moins convenablement revivifiés par diverses liqueurs. Aussi, chez ces dernières, avons-nous surtout recherché les termes de comparaison que pouvait présenter la structure des tissus. Le parcours des faisceaux a été étudié avec fruit sur tous les échantillons frais et aussi sur un grand nombre d'échantillons

(1) O. Lignier, Recherches sur l'Anatomie comparée des *Calycanthées*, des *Mélastomacées* et des *Myrtacées* (*Arch. Bot. du nord de la France*, 4e année, 1887, 455 p., 40 fig. et 18 pl.).

desséchés (1). Ce serait en effet une erreur de croire que ces derniers ne peuvent plus servir pour ce genre de recherches ; ils exigent simplement plus de soins dans la technique comme dans la lecture.

N'ayant pu suivre d'une façon méthodique les variations de toutes sortes que présentent la forme et la taille de la tige et des feuilles adultes, nous avons dû nous borner, pour rendre aussi justes que possible nos termes de comparaison, à ne décrire que des échantillons qui nous semblaient présenter un développement moyen. Ce sont ces échantillons *moyens* que nous examinerons dans tous les cas.

Nos recherches nous ont amené à considérer les Lécythidées, les Barringtoniées et les Napoléonées comme des tribus qui, bien que nettement distinctes les unes des autres, appartiennent à une même famille, celle des Lécythidacées. Aussi, avons-nons cru pouvoir anticiper sur nos conclusions et nous servir de ce résultat général dans la rédaction de nos chapitres. D'ailleurs il n'étonnera personne, car les travaux antérieurs des Botanistes descripteurs et de quelques Anatomistes faisaient prévoir les affinités des Lécythidées telles que nous les indiquons (2).

Je dois à l'obligeance de M. Bureau, Professeur-Administrateur du Museum de Paris, un certain nombre d'échantillons qui m'ont été de la plus grande utilité. Je lui adresse à ce sujet l'assurance de ma vive gratitude. Je remercie également M. Marcus Hartog pour les envois qu'il a bien voulu me faire.

Un grand nombre d'échantillons secs m'ont été fournis par les beaux herbiers Lenormand et Vieillard que possède la Faculté des Sciences de Caen.

Quant aux plantes conservées dans l'alcool qui m'ont permis de faire les études de tissus les plus complètes, elles proviennent

(1) La connaissance du parcours des faisceaux de même que celle de la différenciation des tissus nous a été, dans tous les cas, fournie par la lecture des coupes transversales *successives* et complétée par la lecture de coupes longitudinales.

(2) Nous avons déjà fait connaître ce premier résultat dans une note publiée en 1887. (Observations sur la structure des *Lécythidées*, *Assoc. franç.*, Congrès de Toulouse).

presque toutes du Laboratoire de Botanique de la Faculté des Sciences de Lille, et je remercie vivement M. C.-Eg. Bertrand pour l'obligeance avec laquelle il les a mises à ma disposition, en même temps que M. Queva, préparateur du Cours, pour les démarches qu'il a faites à mon intention.

HISTORIQUE.

La plupart des Classificateurs ont considéré les Lécythidées et les Barringtoniées comme appartenant à la même famille — au même ordre ou à la même classe — que les Myrtées. Mais tandis que les uns ont fusionné les Barringtoniées et les Lécythidées dans un même groupe (1), dans une même famille (2) (3), dans une même tribu (4) ou dans une même série (5), d'autres les ont individualisées davantage et séparées en deux tribus (6), deux sous-ordres (7) ou deux sous-tribus (8) voisines. Lindley (9) attribua même à ces deux groupes de plantes la valeur d'ordres distincts : celui des Lécythidacées et celui des Barringtoniacées qu'il plaçait dans des alliances différentes ; l'ordre des Lécythidacées était rangé dans les Myrtales à côté des Myrtacées et des Rhizophoracées ; l'ordre des Barringtoniacées dans les Grossales à côté des Escalloniacées et des Philadelphacées. Dans ses belles monographies (10), Miers se rallie à peu près aux idées de Lindley. Pour lui les Lécythidées et les Barring-

(1) de Jussieu, Ant.-L., Genera plantarum, p. 326, 1789.

(2) Poiteau, Mémoire sur les *Lécythidées* (*Mém. du Museum*, T. XIII, 1825).

(3) Brongniart, Ad., Énumération des genres de plantes cultivées au Museum d'Histoire naturelle de Paris, 1850.

(4) de Candolle, Aug.-Pyr., Mém. sur la famille des *Myrtacées*, p. 54, 1842.

(5) Baillon, Histoire des Plantes, T. 6, p. 323, 1877.

(6) de Candolle, Aug.-Pyr., Prodromus, T. III, p. 288, 1828.

(7) Endlicher, Genera Plantarum, 1838, 1836-40.

(8) Bentham et Hooker, Genera Plantarum, p. 720, 1862-67.

(9) Lindley, The vegetable Kingdon, p. 739 et 754, 1853.

(10) Miers J., On the Lecythidaceæ, 33 pl. (*Trans. of the Linn. Soc.*, T. XXX, 2e part., 1873. — On the Barringtoniaceæ, 9 pl. (*Id.*, 2e série, T. I, 1875).

toniées forment deux familles distinctes ; mais il les rapproche toutes deux de celle des Myrtées.

A côté des genres qui ont toujours été rangés sans hésitation soit dans les Lécythidées, soit dans les Barringtoniées, il en est d'autres qui à diverses reprises ont été considérés comme plus ou moins douteux. Le genre *Fœtidia* qui avait été intercalé par Ant.-L. de Jussieu (1) à côté du *Myrtus* et du *Philadelphus* parmi les Myrtes, est considéré par Pyr. de Candolle (2) comme une Myrtacée douteuse, puis par Endlicher (3) comme une Barringtoniée incertaine. Lindley et plus tard Baillon (4) en font une Barringtoniée, mais Bentham et Hooker (5) hésitent de nouveau à le reconnaître comme tel. — Parmi les autres genres primitivement douteux les *Gryas* et les *Careya* semblent définitivement réunis aux Barringtoniées, tandis que les genres *Catinga* (*Eugenia*), *Sonneratia, Petalotoma* (*Carallia*), *Coupoui, Glaphyria* (*Leptospermum*), *Crossostylis*, *Rhodammia, Catostemma, Cupheanthus* et *Fropiera* semblent en être définitivement éloignés.

Les Napoléonées d'abord rangées par de Candolle (6) à côté des Columelliacées et des Vacciniées, par Endlicher (7) à côté des Ebénacées et par Ad. de Jussieu (8) à côté des Styracées, furent ensuite rapprochées par Lindley (9) des Lécythidacées non loin desquelles, sous le nom de Belvisiacées, elles formaient un ordre également voisin des Rhizophoracées et des Myrtacées, mais présentant en même temps des affinités, d'une part, avec les Styracées, et, d'autre part, avec les Passifloracées. Bentham et Hooker (10) les font entrer dans leurs Eulécythidées, mais Baillon (11) les en sépare de nouveau pour former la série des Napoléonées, voisine de celle des Barringtoniées. Miers, dans sa monographie (12), reprend l'idée

(1) *Loc. cit.*, p. 325. — (2) *Loc. cit.*, p. 295. — (3) *Loc. cit.*, p. 1234. — (4) *Loc. cit.*, p. 326. — (5) *Loc. cit.*, p. 724.

(6) Prodromus, T. VII, p. 550, 1838.

(7) *Loc. cit.*, p. 745.

(8) de Jussieu Ad., Note sur le *Napoleona* (*Ann. des Sc. nat.*, 3e sér, T. 2, 1844).

(9) *Loc. cit.*, p. 728. — (10) *Loc. cit.*. p. 723. — (11) *Loc. cit.*, p. 328.

(12) Miers J., On *Napoleona, Omphalocarpum* and *Asteranthos*, 4 pl. (*Trans. of the Linn. Soc.*, 2e série, T. 1, 1875).

de DE CANDOLLE, ENDLICHER et DE JUSSIEU en la modifiant légèrement ; il rapproche les Napoléonées des Sapotacées. En outre, il en détache le genre *Asteranthos* qu'il rapporte aux Rhododendrées et par contre réunit aux Napoléonées le genre *Omphalocarpum.*

L'anatomie des Lécythidées n'a commencé à être étudiée qu'à une époque relativement récente. On savait cependant depuis longtemps, mais seulement pour l'avoir vu par transparence, que les Lécythidacées, sauf peut-être le genre *Petersia*, se différencient des Myrtacées par l'absence de nodules glandulaires.

En 1870, GUILLARD (1) signale l'existence de faisceaux libéroligneux dans l'écorce des Belvisiées et cite les Lécythidées parmi les familles tricohortées.

Moi-même, en 1884, j'indiquai (2) la présence de faisceaux libéroligneux corticaux dans la tige de *Gustavia augusta.* Je montrais en même temps que ces faisceaux mettent en communication les feuilles superposées sans contracter aucune adhérence avec la couronne normale.

En 1885, MM. COSTANTIN et DUFOUR (3) comparent la structure des Lécythidées à celle des Myrtacées glanduleuses (Chamælauciées, Leptospermées, Myrtées) et concluent que « ces deux organisations n'ont rien de commun. En effet non seulement, comme on sait, les Lécythidées n'ont pas de nodules sécréteurs, mais en outre : *a*, elles n'ont pas de liber interne ; *b*, elles ont des faisceaux corticaux. » Pour ces raisons et pour d'autres tirées de la morphologie florale, ces Botanistes pensent que les Lécythidées doivent « constituer une famille distincte ». Ils admettent en outre que « il n'y a pas lieu de séparer les Napoléonées des Barringtoniées comme le fait M. BAILLON ». Le genre *Fœtidia* est bien une Lécythidée, mais non les genres *Sonneratia*, *Catostemma* et *Cupheanthus* (4).

(1) GUILLARD, Une grave lacune dans l'Anatomie végétale (*Bull. de la Soc. bot. de France*, T. 17, 1870).

(2) LIGNIER O., Recherches sur les massifs libéro-ligneux de la tige des *Calycanthées* (*Bull. de la Soc. bot.*, T. XXXI, 1884).

(3) J. COSTANTIN et L. DUFOUR, Contributions à l'étude de la tige des *Lécythidées* (*Bull. de la Soc. bot.*, T. XXXII, 1885).

(4) Des recherches personnelles me permettent de confirmer ce résultat dans les trois genres.

Dans le genre *Barringtonia* les faisceaux corticaux ont leur bois extérieur.

La même année, M. SOLEREDER (1), après avoir rappelé les caractères différentiels des Lécythidées précédemment indiqués par MM. COSTANTIN et DUFOUR, les complète par quelques détails d'histologie. Cet anatomiste compare les faisceaux corticaux des Lécythidées à ceux des Mélastomacées et fait observer que si ces faisceaux sont habituellement orientés bois en dedans, cependant l'inverse a lieu chez *Barringtonia racemosa* L. et *Careya arborea* ROXB.

En 1886, M. HARTOG (2) se préoccupe de connaître la raison d'être des faisceaux corticaux des Lécythidées et il étudie leur parcours. Après une comparaison entre la structure de la germination de *Gustavia* dont les feuilles sont décurrentes, et celle de sa tige adulte chez laquelle elles ne le sont pas, M. HARTOG conclut que les faisceaux corticaux représentent des faisceaux d'ailes adnées à la tige. Il distingue en outre des faisceaux ordinaires (common bundles) et des faisceaux dus aux anastomoses nodales (the cortical set owing to the anastomoses in the nodes). Le genre *Napoleona* a des faisceaux corticaux de même que les Barringtoniées et les Lécythidées.

Je publiai, en 1887 (3), quelques résultats fournis par l'étude du parcours des faisceaux dans les organes végétatifs des Lécythidées. J'en concluais qu'il y a lieu d'établir pour ces plantes une famille des *Lécythidacées* distincte de celle des Myrtacées. Dans cette dernière je distinguais trois tribus : les *Barringtoniées*, les *Lécythidées* et les *Napoléonées* (*Gustavia* étant une Lécythidée comme le pensait MIERS (4) et non une Barringtoniée). Je reconnaissais en outre, dans le système libéro-ligneux d'une feuille de Lécythidacée, trois sortes de faisceaux : des faisceaux *principaux*, des faisceaux *antérieurs* et des faisceaux *postérieurs* et je concluai que « les

(1) SOLEREDER H., Ueber den Systematischen wert der Holzstructur bei den Dicotyledonen, p. 184, Munich, 1885.

(2) HARTOG, MARCUS M., On cortical fibrovascular Bundles in some species of Lecythideæ and Barringtoniæ (*Brit. Assoc. Report*, 1886, p. 706).

(3) LIGNIER O., Observations sur la structure des *Lécythidées* (*Assoc. franç.*, Congrès de Toulouse, 1887).

(4) *Loc. cit.*

faisceaux corticaux de la tige des Lécythidacées sont des faisceaux foliaires ordinaires qui par suite de leur position sur un arc (foliaire) largement ouvert et de leur grand écartement les uns des autres, n'ont pas été englobés dans la couronne libéro-ligneuse normale de la tige » (celle-ci s'établissant postérieurement à la différenciation des faisceaux foliaires).

CHAPITRE PREMIER.

LA TIGE ET LA FEUILLE.

Sommaire :

§ I. — Structure de la Tige.

a. *Gustavia augusta* L.

Section transversale moyenne d'un entre-nœud. — Décortication de la tige. Liège. — Structure des tissus aux divers niveaux de la tige.

b. Autres Lécythidacées (par comparaison avec *G. augusta*).

Lécythidées. — Barringtoniées. — Napoléonées.

§ II. — Structure de la Feuille.

a. *Gustavia augusta*.

Section transversale moyenne du pétiole. — Section transversale basilaire de la nervure médiane. — Sections transversales basilaires des nervures secondaires et des nervures d'ordre plus élevé. — Section transversale moyenne du limbe. Bord du limbe.

b. Autres Lécythidacées (par comparaison avec *G. augusta*).

Lécythidées. — Barringtoniées. — Napoléonées.

§ III. — Structure du Système libéro-ligneux foliaire (1).

A — *a. Gustavia augusta.*

1. Distribution des faisceaux sur une section transversale du pétiole (2). — 2. Distribution des faisceaux libéro-ligneux sur une section transversale internodale. — 3. Parcours des faisceaux entre la section pétiolaire et la section internodale. — 4. Parcours des faisceaux au-dessous de la section internodale. Terminaison inférieure de ces faisceaux. — 5. Parcours des

(1) Nous avons montré dans un travail précédent (*loc. cit.*) que pour connaître vraiment et d'une façon utile l'anatomie du système libéro-ligneux d'une plante adulte, il ne suffit pas de connaître la structure de ce système telle qu'on la trouve sur une section transversale internodale ou pétiolaire, c'est-à-dire à un seul niveau de la tige ou de la feuille. Il faut de plus étudier ce système libéro-ligneux *à tous les niveaux de la tige et de la feuille*, observer le parcours de chacun des faisceaux qui le composent, rechercher la façon dont ces faisceaux se groupent les uns avec les autres, les rapports qu'ils contractent entre eux soit dans un même groupe, soit d'un groupe à l'autre, et examiner encore leur mode de terminaison libre, inférieure et supérieure, lorsqu'elle se produit.

A la suite de recherches faites dans cette direction, nous avons été amené à penser que le parcours des faisceaux libéro-ligneux dans les tiges d'une même famille est susceptible de variations considérables, toutes les fois que la symétrie de ces tiges vient elle-même à varier. D'où cette conclusion, que la comparaison du parcours des faisceaux dans la tige ne peut être que difficilement employée d'une façon utile en Anatomie comparée. Ces mêmes recherches nous ont, d'autre part, permis de reconnaître que, dans une même espèce, les *systèmes libéro-ligneux foliaires* ont une forme invariable (*) si on les considère, abstraction faite de leurs contacts inférieurs, et cela quelle que soit la symétrie de la tige. Nous avons dénommé *système libéro-ligneux foliaire* l'ensemble de « tous les faisceaux qui dépendent d'une même feuille, quels qu'en soient le nombre et la distribution, et dès lors les faisceaux qui circulent dans le limbe et le pétiole de cette feuille, ainsi que ceux qui descendent dans la tige et constituent la trace foliaire ». (Lignier O., *De l'importance du système libéro-ligneux foliaire en Anatomie végétale*, *C.-R. de l'Académie des Sciences*, août 1888). Telles sont les raisons qui nous ont amené à décrire spécialement le système libéro-ligneux foliaire des Lécythidacées.

(2) La description détaillée du système libéro-ligneux foliaire entier des Lécythidacées présentait de grandes difficultés en raison du nombre élevé et de la diversité des faisceaux qui le composent, ainsi que de la diversité de leurs contacts ; aussi avons-nous cru devoir nous arrêter à la méthode suivante d'exposition. Nous prenons comme point de départ la description d'une section transversale du pétiole pratiquée au milieu de sa région de plus grande élongation. Sur cette section en effet tous les faisceaux appartiennent *à un même système foliaire ;* en outre ils y sont coupés *transversalement*, y occupent une position *nettement définie* et sont à peu près *comparables* dans tous les cas. Partant de cette section nous indiquons, d'une part, la façon dont les faisceaux rentrent dans la tige et leur mode de terminaison inférieure, au moins dans le rameau spécialement étudié. D'autre part, nous montrons comment les faisceaux du pétiole pénètrent dans le limbe, comment ils s'y ramifient et comment ils s'y terminent.

(*) Nous n'avons pas à nous occuper ici des variations que la taille de la feuille peut provoquer dans la complication de son système foliaire, car nous n'étudions que les feuilles *adultes de taille moyenne*.

faisceaux au-dessus de la section pétiolaire. Leur pénétration et leur distribution dans le limbe. — 6. Terminaison supérieure des faisceaux du système foliaire.

b. *Gustavia Marcgraaviana* Miers ; *G. pterocarpa* Poit., (par comparaison avec *G. augusta*).

B — a. *Couratari guianensis* Aubl. (1).

b. Autres Lécythidées (par comparaison avec *C. guianensis*).

C — a. *Barringtonia macrocarpa* Hassk. (1).

b. Autres Barringtoniées (par comparaison avec *B. macrocarpa*).

D — a. *Napoleona imperialis* P. Beauv. (1).

b. Autres Napoléonées (par comparaison avec *N. imperialis*).

§ 4. — Résumé.

§ 5. — Discussion sur la valeur morphologique des faisceaux corticaux des Lécythidacées et sur la cause de leur orientation inverse chez les Barringtoniées.

§ I. — Structure de la Tige.

a. *Gustavia augusta* L. (2).

Section transversale moyenne d'un entre-nœud (3). — La section transversale moyenne d'un entre-nœud de *G. augusta* montre, Fig. 13, pl. x :

1° Un large massif central de *parenchyme médullaire*, *Pm* ;

2° Une couronne *libéro-ligneuse*, *Clb*, complète, normale, formée

(1) Même programme que pour *G. augusta*.

(2) La tige de *G. augusta* est grosse, cylindrique ou légèrement anguleuse. Les feuilles qu'elle porte sont largement insérées, alternes, souvent distribuées suivant le cycle $\frac{2}{5}$ ou plus rarement suivant les cycles $\frac{3}{8}$ ou $\frac{5}{13}$.

(3) Les rameaux étudiés étaient des rameaux âgés de une et de deux années.

d'un grand nombre de faisceaux. Cette couronne est dépourvue de liber interne ;

3° Une couronne épaisse de *parenchyme cortical*, *Pc ;*

4° De nombreux faisceaux *libéro-ligneux corticaux*, *Fc*, isolés les uns des autres et de la couronne normale. Ces faisceaux sont tous orientés comme ceux de la couronne normale. Comme eux aussi ils sont dépourvus de liber interne ;

5° Une assise de cellules *épidermiques* très petites.

1. *Parenchyme médullaire*. Le parenchyme médullaire est bien développé. Ses cellules sont peu larges, allongées longitudinalement. Les parois y sont quelquefois épaisses et fortement ponctuées surtout à la périphérie de la moelle. Il y a passage insensible de la moelle aux fibres primitives de la couronne libéro-ligneuse.

Un grand nombre de cellules médullaires sont cristalligènes, leurs cristaux étant des prismes coudés, courts, semblables à ceux de beaucoup de Myrtées. Il existe en outre des files longitudinales de cellules tannifères, isolées ou plus rarement réunies par groupes.

2. *Couronne libéro-ligneuse normale*. La couronne ligneuse est plus ou moins nettement triangulaire. Les faisceaux de cette couronne sont des faisceaux *étroits* dont le pointement trachéen, Δ, fig. 14, pl. x, enveloppé par des fibres primitives à parois épaisses et fortement ponctuées, *fp*, pénètre nettement dans le parenchyme médullaire.

Il part, de chacun des massifs trachéens vers l'extérieur, des lames vasculaires un peu divergentes qui renferment successivement des vaisseaux annelés, des vaisseaux rayés, des vaisseaux réticulés et des vaisseaux aréolés.

Le reste de la couronne ligneuse est formé, en grande partie, de fibres lisses, *fb*, à section transversale irrégulièrement polygonale. Ces fibres portent fréquemment quelques fines ponctuations simples. Elles dérivent directement des cellules cambiales ou plus rarement de cellules filles nées du recloisonnement longitudinal de cellules cambiales. Au milieu de la masse fibreuse se trouvent des vaisseaux soit isolés, soit réunis par deux ou par trois en série radiale. Ces vaisseaux sont couverts de très petites aréoles irrégulièrement distribuées et dont les ouvertures sont transversales.

Le liber secondaire, L_2, forme une bande circulaire épaisse. Il est stratifié. Ses couches sont continues, alternativement fibreuses, *fl*, et parenchymateuses, *Pl*. Les couches fibreuses sont épaisses de 1 à 3 rangs de cellules et les couches parenchymateuses de 2 à 5 rangs.

Les fibres libériennes secondaires sont étroites. Leur sclérification est complète. Ces fibres se différencient soit directement aux dépens de cellules cambiales, soit aux dépens de cellules filles formées par recloisonnement à peu près tangentiel et radial des cellules cambiales, *If*.

Les couches parenchymateuses du liber secondaire renferment des cellules parenchymateuses courtes, des files verticales de cellules cristalligènes, *Gc*, et de petits îlots grillagés, *Ig*, fig. 31, pl. XI, composés de tubes cribreux simples, *tc*, et de cellules annexes, *ca*. Les îlots grillagés sont produits par recloisonnement tangentiel et radial de cellules cambiales ; toutefois, quelques tubes cribreux se forment directement aux dépens de cellules cambiales. Les cellules parenchymateuses et les files de cellules cristalligènes sont produites par le recloisonnement transversal des cellules cambiales. Les cristaux libériens sont de même forme mais plus petits que ceux du parenchyme médullaire.

Le liber primaire, L_1, fig. 14, pl. X, est représenté par : 1° une bande parenchymateuse, *Pl*, intérieure, épaisse, contiguë au liber secondaire (1) ; 2° une bande fibreuse circulaire, *fl*, à peu près continue, adossée au parenchyme cortical et formée de 1 à 3 rangs de cellules (2). Les fibres libériennes primaires sont notablement plus larges que les fibres libériennes secondaires et leur sclérification

(1) Cette bande parenchymateuse peut comprendre également un peu de liber secondaire. Par sa plus grande épaisseur, elle se distingue toujours des bandes parenchymateuses plus intérieures qui appartiennent entièrement au liber secondaire.

(2) La nature libérienne de ces deux couches nous a été démontrée par l'étude de la différenciation des tissus. La bande extérieure se différencie d'abord, aux dépens du tissu procambial, par l'apparition d'îlots grillagés. Dans ces îlots grillagés les éléments s'élargissent ensuite peu à peu, puis se sclérifient en même temps que ceux du parenchyme enveloppant. Telle est l'origine de la bande scléreuse extérieure.

est beaucoup moins complète. L'épaississement pariétal de ces fibres a produit une couche externe rigide, jaunâtre et une couche interne plus molle et brillante, cette dernière pouvant se détacher de la première et se retrouver plus ou moins frippée dans la cavité cellulaire (1). Le parenchyme libérien primaire est formé de cellules courtes. Il renferme des files de cellules tannifères, *Gt*, et seulement quelques files verticales de cellules cristalligènes, *Gc*.

Les rayons de faisceaux, *RF*, sont nombreux ; ils sont larges de 1 à 3 rangs de cellules. Dans la partie intraligneuse leurs parois sont légèrement épaissies et fortement ponctuées ; du côté du liber elles sont minces. Dans cette dernière région, chaque rayon s'élargit un peu vers l'extérieur par étirement tangentiel de ses cellules ; il peut contenir des cristaux semblables à ceux du liber, mais qui n'y sont jamais superposés en files longitudinales.

3. *Parenchyme cortical.* Le parenchyme cortical, *Pc*, est lacuneux et chlorophyllien. Il ne possède ni massifs glandulaires comme chez les Myrtacées, ni cellules oléifères comme chez les Calycanthées. On y trouve de nombreux cristaux semblables à ceux de la moelle. Les files de cellules tannifères y sont très nombreuses.

L'assise profonde du parenchyme cortical n'est pas caractérisée comme gaîne protectrice. Quelquefois cependant elle renferme plus de cristaux que le reste du parenchyme cortical. Il en est de même pour l'assise de ce parenchyme qui est contiguë à chacun des faisceaux corticaux.

4. *Faisceaux libéro-ligneux corticaux.* Les faisceaux libéro-ligneux corticaux, *fc*, fig. 13, pl. x, semblent à première vue distribués sans ordre. Ils sont de taille très variable, les plus gros étant intérieurs et les plus petits rapprochés de la surface. La section des gros faisceaux montre toujours :

(1) Cette double paroi se retrouve d'ailleurs également dans les fibres libériennes secondaires et dans les fibres épaissies du bois. Par le chloro-iodure de zinc, la paroi interne se colore habituellement en jaune dans les fibres jeunes et en violet dans les fibres âgées, tandis que la paroi externe se colore toujours en jaune.

Une *gaîne fibreuse*, souvent enveloppante, plus épaisse au bord extérieur du faisceau qu'à son bord intérieur (1) ;

Une *masse libéro-ligneuse* intérieure à orientation normale, mais dans laquelle le liber tend à envelopper le bois.

Le liber, *L*, comprend : 1° la gaîne fibreuse et une région parenchymateuse à larges cellules située sous cette gaîne, — ces tissus représentent le liber primaire (2) ; 2° une région parenchymateuse plus intérieure, caractérisée par la présence d'îlots grillagés actifs, et qui est d'origine secondaire.

Le bois, *B*, ne renferme jamais que des éléments grêles. Il est en grande partie composé de lames trachéennes divergentes, dont les plus petits éléments forment un pointement dirigé vers le centre de la tige et souvent encastré dans la gaîne fibreuse. Quelques très petits vaisseaux continuent ces lames trachéennes vers l'extérieur.

Une zone cambiale éteinte de bonne heure (3) sépare le bois du liber.

Dans les petits faisceaux corticaux, fig. 27, pl. XI, le développement relatif des tissus libéro-ligneux caractérisés est de moins en moins grand et les très petits faisceaux extérieurs ne sont même généralement représentés que par un paquet de fibres.

5. *Epiderme*. L'assise épidermique est formée de petites cellules, *E*, fig. 18, pl. X. Elle porte de nombreux poils unicellulaires, *p*, très courts, sclérifiés, rigides et pointus. Sa paroi superficielle est peu épaisse. Jamais cette assise ne renferme de cellules tannifères.

Décortication de la tige. Liège. — La zone génératrice qui fournit le liège de décortication de *Gustavia augusta* apparaît le

(1) Les très petits faisceaux corticaux ne sont représentés que par un paquet de ces fibres.

(2) Nous nous sommes assuré qu'il dérive entièrement du tissu procambial.

(3) Dans quelques cas cependant ces faisceaux corticaux prennent un accroissement secondaire important. Nous avons observé dans une tige âgée de *Lecythis lanceolata* certains faisceaux corticaux dont la zone cambiale avait entouré complètement le massif ligneux. Les tissus produits par cette zone étaient *un peu de bois* et *beaucoup de liber*. Les éléments ligneux étaient tous grêles. Le liber était stratifié ; il renfermait 3 ou 4 bandes fibreuses concentriques et autant de bandes parenchymateuses.

plus souvent dans l'assise sous-épidermique. Toutefois, il n'est pas rare de la voir s'enfoncer irrégulièrement dans le parenchyme cortical à 2 ou 3 rangs de l'épiderme, *Zcf*, fig. 18, pl. x. Cette zone génératrice ne produit qu'exceptionnellement un peu de tissu secondaire vers l'intérieur, Tf_2.

Le liège de décortication est caractérisé par ses cellules plates, à parois minces. Il peut se transformer par écrasement en un tissu corné, *Tc*. S'il est épais il peut être stratifié, c'est-à-dire renfermer des couches sclérifiées.

Fréquemment, il y a sclérification des cellules du parenchyme cortical primaire qui tapissent la face interne de la zone génératrice, *Scl*, (et des cellules du tissu secondaire, lorsqu'il s'en produit). Les parois de ces sclérites portent des ponctuations canaliculées.

Structure des tissus aux divers niveaux de la tige. — A tous les niveaux de la tige adulte l'épiderme et le tissu fondamental se retrouvent sensiblement tels que nous venons de les décrire ; cependant, le parenchyme médullaire est, au niveau des régions pérulaires, formé de cellules plus étroites dont les parois plus épaisses sont couvertes de nombreuses ponctuations simples. Les tissus libéroligneux subissent quelques modifications plus notables ; en effet, indépendamment de celles qui affectent le parcours des faisceaux et desquelles nous nous occuperons ultérieurement, on remarque que tous les éléments des faisceaux foliaires deviennent plus grêles à mesure qu'on monte vers le nœud de leur sortie. En même temps, le nombre des éléments trachéens s'y accroît. En un mot, les faisceaux foliaires prennent de plus en plus de bas en haut les caractères de faisceaux sortants. D'ailleurs ils commencent à quitter lentement la couronne normale bien au-dessous du nœud où ils doivent pénétrer dans la feuille ; ce mouvement de sortie peut quelquefois commencer dès le troisième entre-nœud inférieur.

b. — Structure de la Tige des Lécythidacées comparée à celle de *Gustavia augusta*.

LÉCYTHIDÉES (1). — 1. La moelle des Lécythidées est en général sensiblement plus étroite que celle de *G. augusta*, mais elle lui ressemble le plus souvent par la forme de ses cellules, le léger épaississement et la ponctuation de leurs parois, ainsi que par la présence d'un certain nombre de files de cellules tannifères et cristalligènes de même taille et de même forme que leurs voisines. Cependant les cellules tannifères de *Chytroma Idatimon* MIERS sont plus grêles que les autres; la moelle de *Lecythis corrugata* POIT. ne renferme que de larges cellules polygonales, à parois minces; chez *Cariniana brasiliensis* CASAR. il existe un anneau extérieur de cellules à parois épaisses, tandis que la région médullaire centrale ressemble à celle de *L. corrugata*. Nous avons en outre rencontré chez *Bertholletia excelsa* H. ET BOMPL., *Couratari guianensis* AUBL., *Lecythis racemiflora* SAG. ined. (2), *Eschweilera parviflora* MIERS, une particularité d'autant plus intéressante à noter qu'on n'en trouve aucune trace dans les autres espèces. La moelle de ces quatre plantes renferme un ou deux canaux d'aspect

(1) Chez toutes les espèces de Lécythidées étudiées (sauf *Gustavia Marcgraaviana* MIERS et certains rameaux de *G. pterocarpa* POIT.), le cycle d'insertion des feuilles sur la tige est $\frac{1}{2}$. Il en résulte que sur la section moyenne internodale de ces espèces les faisceaux libéro-ligneux sont, d'une façon très nette, répartis symétriquement par rapport à une seule ligne diamétrale.

(2) Nous avons trouvé cette Lécythidée dans l'herbier LENORMAND de la Faculté des Sciences de Caen. Elle y est indiquée comme une espèce nouvelle et inédite faite par SAGOT. L'échantillon nous a en effet paru ne rentrer dans aucune des espèces antérieurement décrites ; aussi, croyons-nous devoir lui conserver le nom donné par le regretté savant que la science vient de perdre. Les caractères que nous y avons reconnus sont les suivants : Tige cylindrique, très verruqueuse ; entre-nœuds longs de 25^{mm} à 30^{mm}. Feuilles pétiolées, longues de 10^{c}-14^{c}, larges de 4^{c}-5^{c}; pétiole long de 4^{mm}-6^{mm} ; limbe ovale-allongé, à sommet acuminé ; base du limbe arrondi, s'atténuant légèrement au sommet du pétiole. Calice à 7 sépales dont les bords sont scarieux et crénelés ; ovaire 4-loculaire ; style cylindrique, long de 2^{mm}. — L'étiquette accompagnant l'échantillon porte en outre la mention suivante : flores magni, albi, petalis albovirentibus, ratione laminæ parvis. Guyane française : Karouany, 1855.

glandulaire, larges de $0^{mm}2$ à $0^{mm}5$, dont les parois paraissent tapissées par un épithelium à parois très minces, fig. 41, pl. XII. Il nous a semblé, par l'emploi de réactifs convenables, que les canaux sécrètent des matières de nature gommeuse ; toutefois, n'ayant pu les étudier que sur des échantillons d'herbier, c'est-à-dire sensiblement détériorés par la dessication, nous ne pouvons donner pour certain ce genre de sécrétion, ni même la nature glandulaire de ces canaux, car il se pourrait que leur existence fût due à un simple accident. Nous avons en effet signalé chez quelques Lécythidées une différenciation de la moelle en une région externe plus ou moins sclérifiée et une région centrale, dans laquelle les parois sont minces. Peut-être l'aspect canaliculé des quatre espèces ci-dessus citées est-il simplement dû à une disposition primitivement semblable, suivie de la destruction du tissu central, cette destruction se produisant naturellement dans la plante vivante ou s'étant formée accidentellement par suite de la dessication en herbier. L'étude d'échantillons mieux conservés ou surtout celle d'échantillons frais, pourra seule trancher la difficulté ; toutefois, nous devons ajouter de plus que nous avons vu ces canaux se plonger dans la feuille, ce qui semble encore devoir démontrer leur nature glandulaire.

2. Les pointements des faisceaux dans la moelle ne sont bien caractérisés, comme ceux de *Gustavia augusta*, que dans quelques espèces (*Couratari guianensis*, *Cariniana brasiliensis*, *Chytroma Idatimon*) ; chez les *Eschweilera*, les *Lecythis*, les *Bertholletia*, les lames trachéennes de ces faisceaux sont parallèles et non divergentes ; elles sont parfois en outre très écartées les unes des autres (*Eschweilera subglandulosa* Miers), de telle sorte que les faisceaux foliaires ne se distinguent nettement du reste de la couronne ligneuse qu'au niveau de leur sortie dans les feuilles. *Nulle part il n'existe de liber interne.*

Le bois secondaire diffère assez fréquemment de celui de *G. augusta* par la présence de bandes concentriques parenchymateuses, dans lesquelles les éléments sont des fibres à parois minces et recloisonnés transversalement. Ces bandes peuvent être nombreuses et rapprochées les unes des autres (*Eschweilera longipes* Miers), mais elles sont ordinairement peu épaisses ; chez *Eschwei-*

lera subglandulosa cependant, elles prennent un développement suffisant pour former un réticule parenchymateux enveloppant des îlots de fibres sclérifiées. Les vaisseaux ligneux ne sont jamais bien larges ; leur diamètre varie entre 0mm 05 (*Lecythis racemiflora*) et 0mm 10 (*L. corrugata* Poit).

Le liber des Lécythidées a toujours la disposition stratifiée décrite chez *Gustavia augusta*. Les variations de structure que l'on y observe suivant les espèces, portent uniquement sur le degré de caractérisation des strates, sur leur régularité, sur l'épaisseur et le rapprochement des bandes fibreuses, sur la taille et le degré de sclérification des fibres. Ainsi, chez *Chytroma Idatimon* et *Eschweilera longipes*, les bandes fibreuses sont minces, serrées, bien régulières, bien sclérifiées, tandis que celles d'*Esch. subglandulosa* sont irrégulières, larges, espacées et formées de fibres peu scléreuses. Les fibres libériennes secondaires sont dans tous les cas plus grêles que les fibres primaires.

3. Le parenchyme cortical est fréquemment herbacé dans toute son étendue (*Chytroma Idatimon, Esch. longipes, Lec. racemiflora*) ; celui de *Cariniana brasiliensis* comprend une zone intérieure herbacée et une zone extérieure collenchymateuse. Chez *Eschweilera Luschnathii* Miers ce parenchyme est dépourvu de méats ; il est formé de cellules polygonales à parois minces et renferme quelques sclérites isolées. Chez aucune Lécythidée nous n'avons vu l'assise interne de ce tissu se caractériser nettement comme gaîne protectrice ; sauf peut-être en ce que les cristaux y sont généralement plus abondants que dans le reste du parenchyme cortical. Dans ce dernier, ils sont également plus fréquents que dans la moelle. Ce sont en général des prismes semblables à ceux de *G. augusta*. Le parenchyme cortical renferme toujours des files de cellules tannifères.

4. Les faisceaux libéro-ligneux corticaux de toutes les Lécythidées sont tous orientés *normalement*, c'est-à-dire *bois en dedans* et *liber en dehors*. Tantôt ils sont nombreux et distribués sur deux rangs de même que ceux de *G. augusta* (*Esch. parviflora*, *E. longipes*, *Chytroma Idatimon*, *Lec. racemiflora*, *Couratari guia-*

nensis), tantôt ils sont tous réunis sur un même cercle (*Esch. Luschnathii*, *Lecythis ollaria* Loefl., *L. lanceolata* Poir., *Cariniana brasiliensis, Gustavia pterocarpa* Poit.). Dans ce dernier cas, leur nombre toujours moins élevé que dans le premier, peut descendre à 14 chez *L. ollaria*, fig.6, pg. 357, et même 10 chez *G. pterocarpa* (au moins dans les rameaux distiques).

Les faisceaux corticaux de *Chytroma Idatimon* et de *Lec. corrugata* rappellent beaucoup par leur structure et la forme de leurs éléments ceux de *G. augusta*. Mais chez les autres Lécythidées ces faisceaux sont généralement moins gros, *plus aplatis tangentiellement*, et formés, au moins dans leur région ligneuse, d'éléments *plus grêles*. La gaîne scléreuse est aussi moins épaisse, et, le plus souvent, elle n'est caractérisée que *vers l'extérieur*. Ces faisceaux ne semblent pas d'ordinaire acquérir des tissus secondaires bien importants. Cependant nous avons observé, dans certaines tiges âgées de *Lec. lanceolata,* des faisceaux corticaux dont les productions libériennes secondaires comprenaient déjà 4 bandes fibreuses concentriques séparées par des bandes parenchymateuses.

5. L'épiderme est toujours formé de petites cellules dont la paroi externe est épaisse et cuticularisée, quelquefois même très épaisse (*Chytroma Idatimon*, *Lec. subglandulosa*). Très fréquemment l'épiderme porte des poils unicellulaires , à parois épaisses , courts , rigides et pointus ; ceux d'*Esch. Luschnathii* sont réduits à de petits mamelons. Sur la tige de *L. lanceolata* on observe, outre les précédents, des poils un peu plus allongés, à parois minces, bi-ou tri-cellulaires unisériés, fig. 36, pl. xii.

6. La zone génératrice des tissus de décortication s'établit soit dans l'assise immédiatement sous-épidermique (*Cariniana brasiliensis*, *Couratari guianensis*, fig. 21, pl. x), soit dans la deuxième assise sous-épidermique (*Esch. Luschnathii*). Cette zone fournit quelquefois un peu de tissu fondamental secondaire vers l'intérieur, et toujours, vers l'extérieur, un liège formé de cellules plates. Dans quelques cas, nous avons vu ce dernier stratifié comme celui de *G. augusta* (*Car. brasiliensis, Lecythopsis rufescens* Bg.) ; peut-

être même cette stratification existe-t-elle chez toutes les Lécythidées dès que le liège est suffisamment âgé ?

Barringtoniées. — 1. La moelle des Barringtoniées est généralement *plus large* que celle des Lécythidées. Le tissu y est à peu près tel que nous l'avons décrit chez *Gustavia augusta* (*Botryoropsis luzonensis* Presl., *Fœtidia mauritiana* Lam., *Stravadium album* DC., *Barringtonia Novæ-Zelandæ*, etc.). Quelquefois cependant il s'y trouve, comme chez *Cariniana brasiliensis*, un anneau de tissu extérieur dont les cellules ont des parois épaisses, ponctuées, semblables à celles des espèces précédentes, et une région centrale dans laquelle les parois sont fines (*Barringtonia macrocarpa* Hank., *B. costata* Miq., *B. acutangula* Roxb.). Ces deux régions sont alors assez brusquement limitées l'une de l'autre, et l'extérieure seule renferme de l'amidon.

Dans tous les cas, la moelle possède des files de cellules tannifères dont le nombre et la position sont très variables. Aucune Barringtoniée ne nous a montré de canal médullaire comparable à celui de *Couratari guianensis*. Quant à l'oxalate de chaux, il ne manque que rarement (*Fœtidia mauritiana*) ; il forme habituellement des *macles en oursins ;* chez quelques espèces cependant nous l'avons vu cristallisé en prismes (*Bot. luzonensis, Strav. album*). La moelle d'un rameau de *Barringtonia racemosa* Vieill. nous a montré en même temps des prismes et des macles.

2. La couronne libéro-ligneuse des Barringtoniées se distingue, à première vue, de celle des Lécythidées, parce que les faisceaux foliaires y sont moins nombreux et *ne sont pas groupés par trois*. — Nous en expliquerons la raison dans l'étude du système libéro-ligneux foliaire, p. 358 et suiv.

Les lames trachéennes des faisceaux foliaires sont généralement moins divergentes et plus parallèles que celles de *Gustavia augusta ;* il en résulte que ces faisceaux semblent moins individualisés dans la couronne normale. Les trachées y sont aussi plus larges.

La stratification du bois secondaire en bandes concentriques alternativement fibreuses et parenchymateuses, est habituellement beaucoup plus nette chez les Barringtoniées que chez les Lécythidées. Rarement (*Fœtidia mauritiana*), les fibres scléreuses ne forment que de petits paquets entourés de parenchyme, comme cela existait déjà chez *Esch. subglandulosa*. — Une telle ressemblance est probablement physiologique.— Le diamètre des vaisseaux ligneux varie entre 20 μ (*F. mauritiana*) et 75 μ (*Barringtonia macrocarpa*). On peut dire que d'ordinaire ils sont moins larges que ceux des Lécythidées ; ils sont aussi plus nombreux.

Le liber primaire comprend toujours une gaîne fibreuse accolée au parenchyme cortical et une bande parenchymateuse intérieure. La gaîne fibreuse est habituellement formée de 3 à 4 rangs de fibres dont les parois sont très épaisses (*Barringtonia caffra, B. acutangula, Strav. album*). Toutefois, celle de *Bot. luzonensis* est composée de fibres mal sclérifiées; chez *Fœtidia mauritiana* elles sont bien caractérisées mais disséminées.

Les strates du liber secondaire sont très serrées chez la plupart des Barringtoniées ; celles de *Str. album* ne comprennent chacune qu'une seule assise de cellules. Par exception, les fibres libériennes secondaires de *F. mauritiana*, quoique nombreuses, sont mal sclérifiées et mal stratifiées.

Tous les éléments dont se composent les tissus ligneux et libérien des Barringtoniées sont à peu près semblables à ceux des Lécythidées et de *G. augusta*. Signalons cependant que les aréoles des vaisseaux ligneux nous ont semblé généralement plus grandes, quelquefois même elles s'allongent transversalement et donnent à la paroi qui les porte l'aspect scalariforme.

Les rayons de faisceaux sont larges de plusieurs assises de cellules. Ils s'élargissent sensiblement vers l'extérieur de la région libérienne, tandis que les bandes libériennes qui leur sont intercalées, y deviennent au contraire de plus en plus étroites.

Le bois et surtout le liber peuvent contenir des cristaux d'oxalate de chaux ; ce sont le plus souvent des macles en oursins comme dans la moelle. Le tannin se rencontre également dans la couronne libérienne des Barringtoniées, mais il y est surtout localisé dans les rayons de faisceaux.

3. Le parenchyme cortical des Barringtoniées est bien développé, quelquefois même il est très épais (*Barringtonia neo-caledonica*

VIEILL.). Toutes celles que nous avons observées possédaient une zone collenchymateuse sous-épidermique peu caractérisée, sauf cependant *F. mauritiana* où elle est bien différenciée, et *Barringtonia racemosa* VIEILL. où elle n'existe pas. La région profonde du parenchyme cortical est herbacée et plus ou moins lacuneuse.

Les macles corticales d'oxalate de chaux sont habituellement plus nombreuses et plus grosses que celles de la moelle ; elles manquent chez *Fœtidia mauritiana.* Les cellules à tannin nous ont paru moins abondantes dans l'écorce des Barringtoniées que dans celle des Lécythidées.

4. Les faisceaux libéro-ligneux corticaux sont plus nombreux chez toutes les Barringtoniées que chez la plupart des Lécythidées. Tantôt ils sont distribués sur deux rangs (*Stravadium album, Barringtonia racemosa, B. acutangula, F. mauritiana, Botryoropsis luzonensis*), tantôt sur un seul (*B. caffra, B. macrocarpa*). Dans quelques rameaux de cette dernière espèce ils étaient suffisamment serrés pour former une couronne presque continue. Ceux de *Str. album* sont à peu près tous de petite taille, mais habituellement chez les autres Barringtoniées il y en a de gros et de petits, ces derniers étant de beaucoup les plus nombreux. De même que chez les Lécythidées, ceux du rang extérieur sont toujours de moins grande taille.

Chacun des faisceaux corticaux est *complètement enveloppé* par une gaîne fibreuse bien caractérisée, quelquefois même cette gaîne est plus développée contre le bord interne du faisceau. L'épaisseur de la gaîne varie suivant les espèces ; en effet, formée de 1 à 2 assises de cellules chez *B. acutangula*, elle atteint 3 à 4 assises chez *B. costata* et même 5 assises chez *F. mauritiana.* Il est vrai que dans cette dernière plante, les fibres y sont disséminées au milieu d'un tissu parenchymateux.

Mais ce qui caractérise surtout les Barringtoniées et permet de les reconnaître de suite des Lécythidées, c'est l'*orientation renversée* de leurs faisceaux corticaux : *le bois y est extérieur* et *le liber intérieur* (A) fig. 8, pg. 359. Les tissus libériens et ligneux sont presque entièrement primaires et ne diffèrent guère de ceux des faisceaux foliaires de la couronne que par la gracilité des éléments dont ils sont formés ; ces derniers sont particulièrement petits chez *Fœtidia mauritiana.*

5. L'épiderme des Barringtoniées est toujours formé de cellules notablement plus petites que celles des tissus sous-jacents, fig. 48 et 49, pl. XIII. Leur paroi externe est peu épaisse et habituellement recouverte d'une cuticule mince et finement plissée longitudinalement ; elle est cependant lisse chez quelques espèces (*Botryoropsis luzonensis, Barringtonia neo-caledonica, B. racemosa*). Les cellules épidermiques sont toujours plus ou moins bombées vers l'extérieur, quelquefois même elles sont hémisphériques (*B. neo-caledonica, B. racemosa*).

Certains échantillons nous ont paru dépourvus de poils ; il se pourrait cependant que ceux-ci y fussent simplement très rares. Habituellement en effet l'épiderme fournit des poils assez nombreux. Dans les cas les plus simples ce sont des sortes de papilles coniques, dont la paroi, de même que celle des cellules épidermiques ordinaires, est tantôt légèrement épaissie (*B. intermedia*), tantôt mince (*B. neo-caledonica*). Chez d'autres espèces, les poils, un peu plus longs que les précédents, sont cylindriques et terminés en pointe mousse (*B. macrocarpa*, fig. 48 pl. XIII). Ailleurs encore ils sont plus allongés ; mais alors ils sont cloisonnés transversalement une ou deux fois (*B. acutangula,* fig. 36, pl. XII, *B. costata*). Lorsqu'ils sont allongés et ont une paroi externe légèrement épaissie, ils sont recouverts de fines stries cuticulaires qui s'étendent de leur base à leur sommet. Enfin, sur quelques espèces, on rencontre des poils soit uni-cellulaires (*Strav. album*), soit bi-ou tri-cellulaires (*B. racemosa*), dont les parois sont très minces et qui sont plus ou moins renflés, fig. 49, pl. XIII. Ces poils en massue, qui semblent exister seuls sur certaines espèces, peuvent, sur d'autres, coexister avec des poils coniques ou cylindriques.

6. Le plus souvent la zone génératrice des tissus de décortication apparaît dans la deuxième assise sous-épidermique, fig. 49 ; plus rarement elle s'établit dans l'assise directement sous-épidermique, fig. 48. Quelquefois ces deux dispositions se rencontrent côte à côte dans la même tige. Jamais nous n'avons vu la zone de cloisonnement s'établir plus profondément dans le parenchyme cortical.

Les tissus secondaires produits sont à peu près toujours uniquement extérieurs. Ils consistent en liège stratifié. Les cellules y sont plates ; mais tandis que, dans certaines couches, leurs parois restent minces, dans d'autres, elles se sclérifient notablement, fig. 56, pl. XIII. L'épaisseur des strates est très variable et n'est même pas constante dans une même tige. Tantôt elle peut être réduite à une seule assise de cellules, tantôt elle en comprend 5 ou 6, et même plus.

Ce liège stratifié à cellules plates ne se produit pas toujours immédiatement. Il peut en effet arriver que les tissus secondaires formés à l'origine soient composés de cellules aussi épaisses que larges ; les parois de ces dernières restent habituellement minces, et ne se sclérifient que dans quelques cas. Ce n'est qu'ultérieurement que la zone génératrice fournit les cellules plates décrites tout d'abord. Il nous a semblé que, chez *Fœtidia mauritiana,* le liège est toujours formé de cellules plus ou moins allongées radialement. Après la première décortication, celles qui deviennent superficielles s'allongent perpendiculairement à la surface, s'isolent les unes des autres et figurent grossièrement une assise formée de poils.

Chez *B. acutangula,* l'assise sous-épidermique, comprise entre l'épiderme et la zone génératrice, sclérifie toutes ses parois et semble à première vue appartenir aux tissus secondaires sous-jacents.

Napoléonées. — 1. La moelle des Napoléonées (*Napoleona* et *Asteranthos*) (1) est *étroite ;* les parois de ses cellules sont partout épaisses et ponctuées. Ce tissu renferme des cellules tannifères et des *prismes* d'oxalate de chaux.

2. Dans la couronne libéro-ligneuse les strates concentriques sont également visibles dans le liber et dans le bois. Celles du bois sont ordinairement formées chacune d'une seule assise de cellules, fig. 34, pl. XII. Les vaisseaux ligneux secondaires sont grêles (environ 30 μ). Le liber forme une couronne aussi épaisse que la couronne

(1) Nous n'avons pu nous procurer aucun échantillon du genre *Omphalocarpum* que Miers (*l. c.*) réunit aux Napoléonées.

ligneuse, au moins pendant les premières périodes de végétation (*Napoleona Witfieldii* Dec.). Les strates y sont bien moins caractérisées et beaucoup moins serrées que dans le bois. La couche de liber primaire renferme des îlots fibreux très nets mais non réunis en une couronne continue.

Les rayons de faisceaux de *Napoleona* ne diffèrent pas sensiblement de ceux des autres Lécythidacées, sinon par la moindre taille et la forme un peu arrondie de leurs cellules sur une section tangentielle. Ils s'élargissent beaucoup vers la surface et les bandes libériennes intercalées forment, sur une section transversale, de longs triangles dont la base s'appuie contre la zone cambiale. Les rayons, de même que le liber, renferment de nombreux prismes d'oxalate de chaux et beaucoup de tannin.

3. Le parenchyme cortical d'*Asteranthos brasiliensis* Desf., au moins lorsqu'il est un peu âgé se montre formé de cellules toutes de même taille, toutes semblables, dont les parois sont minces et la forme légèrement arrondie. Ces cellules, dans notre échantillon, étaient uniformément gorgées de tannin. Il en est à peu près de même chez *N. imperialis* P.-Beauv, lorsqu'il est jeune.

Chez *N. Witfieldii*, le parenchyme cortical est étroit et différencié en une zone externe très légèrement collenchymateuse, fig. 42, pl. XII, et une zone interne plus épaisse qui est herbacée. Cette dernière devient rapidement mais confusément hétérogène, certaines cellules restant petites, tandis que leurs voisines s'élargissent et se recloisonnent. La zone collenchymateuse renferme fréquemment des cellules scléreuses, *scl*, qui rappellent celles de *G. augusta* par la localisation de leur sclérification sur leurs parois interne et latérales.

4. Les faisceaux libéro-ligneux corticaux des Napoléonées sont à peu près *normalement orientés* comme ceux des Lécythidées, c'est-à-dire ont sensiblement *leur bois intérieur* et *leur liber extérieur;* cette orientation peut cependant subir quelques variations, surtout chez *N. imperialis*,(A) fig. 10 pg. 367. Les faisceaux corticaux sont au nombre de 4 chez les *Napoleona*, de 2 seulement chez *Asteranthos* (ces derniers étant situés du même côté du plan de symétrie des

feuilles). Ces faisceaux peuvent n'être représentés que par quelques fibres, surtout chez *N. Witfieldii* et *A. brasiliensis;* et même les plus gros sont loin d'atteindre la taille des gros faisceaux de *G. augusta*. Ils renferment alors un peu de tissu libéro-ligneux primaire à éléments *très grêles* et sont bordés *extérieurement* par un épais croissant de fibres. Ceux de *N. imperialis* fournissent rapidement une zone cambiale qui s'étend en arrière du bois en l'enveloppant comme dans un anneau, fig. 17, pl. x.

5. L'épiderme est très différent chez les trois espèces étudiées. Tandis que chez *N. Witfieldii* il se compose de petites cellules plates, fig. 42, pl. xii, chez *N. imperialis* et *A. brasiliensis* il est formé de cellules plus grandes, convexes vers l'extérieur. Mais dans les *Napoleona,* sa paroi externe est relativement mince, tandis que chez *Asteranthos* elle est excessivement épaisse, fig. 52, pl. xiii. Toutes trois nous ont semblé dépourvues de poils.

6. La zone génératrice des tissus de décortication se produit, chez *N. Wilfieldii*, dans l'assise sous-épidermique. Tout le tissu formé est extérieur ; c'est un liège dont les cellules sont plates et dont les parois restent longtemps minces. Il nous a paru que lorsque ce liège devient épais, il tend à se stratifier par sclérification de certaines assises.

La formation du tissu subéreux est accompagnée de craquelures de l'épiderme. Les bords de ces ouvertures s'écartent ensuite en s'incurvant vers l'extérieur, tandis que la zone génératrice sous-jacente augmente son activité de manière à cicatriser la blessure.

§ II. — Structure de la Feuille.

a. Gustavia augusta (1).

Section transversale moyenne du Pétiole. — La section transversale moyenne du pétiole de *G. augusta* est semi-circulaire ; sa

(1) La feuille de *Gustavia augusta* est spatulée et mesure 0,28c à 0,30c de long sur 0,07c à 0,08c de large ; elle est brièvement pétiolée, quelquefois même sessile. Sa nervation est pennée et saillante sur les deux faces. Les bords du limbe sont rectilignes dans sa région basilaire et dentelés dans sa région terminale.

face antérieure (1) est un peu bombée ; ses bords sont légèrement ailés, (B) fig. 1, pg. 335. Cette section montre :

a. Une assise enveloppante formée de petites cellules *épidermiques*. Cet épiderme, qui ressemble à celui de la tige, porte des poils unicellulaires peu nombreux.

b. Une masse de *tissu fondamental* rappelant le parenchyme cortical de la tige. Ce tissu renferme de nombreux cristaux. Il est tannifère.

c. De nombreux *faisceaux libéro-ligneux* nettement isolés les uns des autres. Ils sont *tous* orientés normalement, c'est-à-dire *bois en dedans* et *liber en dehors* ; les plus gros d'entre eux ont une forme annulaire ou concentrique. Ces faisceaux sont distribués sur plusieurs arcs concentriques ; parmi ceux-ci celui qui renferme les plus gros faisceaux est l'arc *principal*, les autres sont *antérieurs* ou *postérieurs* au précédent (2). Les faisceaux des arcs antérieurs sont d'autant plus petits qu'ils sont plus antérieurs, ceux des arcs postérieurs, d'autant plus grêles qu'ils sont plus postérieurs, (A) fig, 22, pl. x.

Les gros faisceaux de la section comprennent : 1° une gaîne fibreuse enveloppante, *fl*, fig. 23, pl. XI, plus épaisse dans la moitié postérieure du faisceau ; 2° une masse intérieure de tissu libéro-ligneux caractérisé.

Les fibres de la gaîne ressemblent aux fibres libériennes primaires de la tige, c'est-à-dire que leurs parois sont formées d'une couche extérieure rigide et d'une couche intérieure plus molle. Ces deux couches sont généralement dissociées.

Le tissu libéro-ligneux caractérisé comprend un anneau libérien parenchymateux, *Pl*, plus épais dans sa moitié postérieure et une masse ligneuse centrale, *B*. Ces deux tissus sont séparés par une zone cambiale circulaire, *Zc*, éteinte dans la feuille adulte. — La couronne libérienne parenchymateuse est formée, dans sa région la plus rapprochée de la gaîne, d'éléments larges et courts, *Pl*, au

(1) Dans toute cette étude de la tige et de la feuille, je suppose toujours l'observateur placé dans l'axe de la tige, les pieds en bas et regardant soit la partie de la tige étudiée, soit la feuille. Celle-ci est supposée relevée le long de la tige, c'est-à-dire telle qu'on la trouve dans le bourgeon terminal, de sorte que sa face *supérieure* est en même temps sa face *intérieure* ou *antérieure*, sa face *inférieure* étant *extérieure* ou *postérieure*.

(2) Voir p. 335.

milieu desquels se rencontrent quelques files de cellules tannifères. Sa région contiguë au bois renferme des îlots grillagés, *Ig*, nombreux, dans lesquels les cellules sont très grêles. On y voit également des files de cellules cristalligènes, mais jamais elle n'est stratifiée. — Le tissu ligneux central est généralement concentrique ; quelquefois cependant il est annulaire et entoure quelques cellules parenchymateuses qui appartiennent au faisceau, *fp*, ou même parfois au tissu fondamental.

Les éléments ligneux sont grêles ; ce sont des trachées, des vaisseaux annelés, des vaisseaux rayés et des vaisseaux aréolés, distribués en files radiales que séparent des rayons parenchymateux.

Les plus petits faisceaux libéro-ligneux de la section du pétiole ne sont représentés que par des paquets de fibres. Entre ces petits faisceaux et les plus gros on trouve tous les termes de passage. Des gros aux petits le bois et le liber parenchymateux diminuent peu à peu, tandis que la gaîne prend au contraire une importance *relative* de plus en plus grande. Comme dernier terme, cette gaîne reste seule ; c'est alors le paquet de fibres indiqué ci-dessus.

Section transversale basilaire de la Nervure médiane. — La structure de la section transversale basilaire de la nervure médiane de *G. augusta* ne diffère de celle de la section transversale du pétiole que :

1° Parce qu'elle est moins grande et que les faisceaux y sont plus rapprochés les uns des autres ;

2° Parce qu'elle se continue latéralement dans les expansions lamelleuses du limbe.

En montant vers le sommet du limbe les faisceaux postérieurs disparaissent. Les faisceaux antérieurs eux-mêmes diminuent de nombre et d'importance. Le système libéro-ligneux de la nervure principale se termine sur une ampoule libéro-ligneuse analogue à celle que nous avons décrite chez les Mélastomacées et les Myrtacées (*l. c.*).

Section transversale basilaire des Nervures secondaires (latérales) et des Nervures d'ordre plus élevé. — 1. La section transversale basilaire d'une nervure secondaire est plus petite, mais sensiblement de même forme que la section basilaire de la nervure médiane. Elle montre :

a. Une assise de cellules *épidermiques* qui diffère de celle de la nervure médiane par la rareté des poils ;

b. Une masse de *tissu fondamental* parenchymateux ; ce tissu est légèrement collenchymateux contre la face supérieure ;

c. Un seul *faisceau libéro-ligneux* concentrique ou annulaire semblable aux gros faisceaux du pétiole.

2. Les sections transversales des nervures tertiaires et d'ordre plus élevé ne diffèrent de la précédente que par la réduction progressive de tous les tissus. Parmi les éléments du faisceau libéro-ligneux, ce sont le bois et le liber caractérisés qui disparaissent le plus rapidement, la gaîne fibreuse devenant *relativement* plus puissante. Les cellules épidermiques des deux faces du limbe sont allongées dans le sens des nervures et se distinguent ainsi nettement de celles du reste du limbe.

Section transversale moyenne du Limbe. Bord du Limbe. — 1. La section transversale moyenne du limbe montre, fig. 15, pl. x :

a. Une assise *extérieure* de petites cellules *épidermiques*, E_a, à paroi externe légèrement épaissie et à parois latérales très faiblement ondulées.

b. Une assise de *parenchyme en palissade*, *Ppal*, dont les cellules, une fois plus longues que larges, sont chargées de chlorophylle.

c. Une bande de tissu épaisse de cinq assises de cellules représentant le *parenchyme lacuneux*, *Plc*. Les cellules de ce parenchyme sont rameuses dans un plan parallèle à la surface de la feuille. Dans la région profonde de ce tissu circulent de petites ramifications *libéro-ligneuses*, dont les plus grêles sont constituées par une ou deux trachées courtes et légèrement globuleuses qu'enveloppent quelques fibres peu allongées et peu sclérifiées.

d. Une assise *postérieure*, E_p, de petites cellules *épidermiques* à parois minces. Cette assise porte de nombreux stomates, *st*, qui sont au niveau de la surface épidermique. Vus de face, ces stomates ne montrent pas d'orientation spéciale, fig. 16, pl. x, et chacun d'eux s'appuie à 3 parois radiales dont la position permet de reconnaître qu'ils se sont formés par cloisonnement oblique. Les parois latérales de cet épiderme sont plus ondulées que celle de l'épiderme supérieur.

Il existe du tannin dans tout le mésophylle de la feuille du *G. augusta*. Les prismes coudés d'oxalate de chaux sont nombreux dans l'épiderme inférieur et dans le parenchyme lacuneux, principalement dans l'assise cellulaire contiguë à la gaîne des faisceaux. On en trouve également quelques-uns dans l'épiderme supérieur.

2. Les tissus que rencontre une section transversale marginale du limbe diffèrent à peine de ceux de la section moyenne. Toutefois la paroi externe des cellules épidermiques y est un peu plus épaisse ; le mésophylle sous-jacent est un peu moins lacuneux et à cellules plus petites.

Chacune des dents marginales reçoit une petite terminaison libéro-ligneuse en ampoule analogue à celle de la dent terminale.

b. Structure de la Feuille des autres Lécythidacées comparée à celle de *Gustavia augusta* (1).

LÉCYTHIDÉES. — *Épiderme supérieur.* — L'épiderme de la face supérieure des feuilles des Lécythidées étudiées est presque toujours

(1) Chez tous les *Gustavia* étudiés la feuille rappelle à peu près, avec une taille différente, la forme et la dentelure marginale de la feuille de *Gustavia augusta* ; celle de *G. Marcgraaviana* MIERS est nettement sessile. De toutes les Lécydithacées ce sont les Barringtoniées, dont la forme des feuilles rappelle le plus celle des *Gustavia*, mais toutes ne sont pas dentelées sur les bords. Parmi les Lécythidées, les *Lecythis ollaria*, *L. lanceolata* et *Cariniana brasiliensis* nous ont seuls montré une forme de feuille analogue. Chez les autres espèces les feuilles sont pétiolées et plus ou moins ovales-lancéolées ; leurs bords sont à peu près rectilignes ; la limite entre le pétiole et le limbe y est en général assez brusque. La taille des feuilles de Lécythidacées est excessivement variable, depuis celle de *Cariniana brasiliensis*, dont la longueur est de 0,05c jusqu'à celle de *Gustavia pulchra*, qui peut atteindre jusqu'à 0,35c de long. Dans tous les cas, la ner-

recouvert d'une paroi superficielle épaisse. Cet épiderme vu de face se montre formé de cellules régulièrement rectangulaires ou hexagonales, dont les parois latérales sont rectilignes et faiblement épaissies, sauf chez *Lecythis ollaria* et *Cariniana brasiliensis* chez lesquels elles sont, comme celles de *Gustavia augusta,* légèrement ondulées. *Lecythis lanceolata* et *G. augusta* sont les deux seules espèces chez lesquelles nous ayons observé quelques rares stomates à la face supérieure du limbe ; dans la dernière espèce ils sont localisés sur la nervure médiane. Les cellules de l'épiderme antérieur d'*Eschweilera parviflora* sont généralement divisées par une cloison parallèle à la surface, fig.29, pl. XI. Chez *Chytroma Idatimon* cet épiderme renferme de nombreuses cellules cristalligènes, surtout en face des petites nervures. Les poils n'existent à la face supérieure des feuilles que chez un petit nombre de Lécythidées ; encore y sont-ils localisés sur le pétiole et les plus grosses nervures. Ce sont, ou bien de petits mamelons (*Chytroma Idatimon*, *Eschweilera corrugata*), ou bien des poils semblables à ceux de *Gustavia augusta* (*Lecythis ollaria*, *Cariniana brasiliensis*, *Bertholletia excelsa*). La feuille de *Lecythis lanceolata* porte, comme sa tige, deux sortes de poils les uns courts et pointus, les autres plus allongés, à parois minces et divisés par une ou deux cloisons transversales. *Lecythopsis rufescens* est la seule espèce chez laquelle nous ayons observé des poils, peu nombreux d'ailleurs, en dehors des nervures. Ces poils, dont les parois sont minces, sont tous recloisonnés transversalement et glandulaires ; ils sont de plus généralement *groupés en paquets de 2 à 8*. Ces paquets résultent du recloisonnement longitudinal et transversal de certaines cellules épidermiques et de l'allongement des cellules filles superficielles, fig. 25, pl. XI.

Parenchyme fondamental du Pétiole et des Nervures. — Chez presque toutes les Lécythidées (sauf les *Gustavia*), l'assise sous-épidermique du pétiole devient le siège d'un recloisonnement tangentiel

vation est pennée. Ces feuilles paraissent généralement glabres ; cependant celle de *Lecythopsis rufescens* est veloutée-brune à sa face inférieure ; beaucoup d'entre elles sont légèrement coriaces. Très souvent, la base de leur pétiole porte un bourrelet plissé transversalement.

intense, *Zcf*, fig. 33, pl. XII, dont les produits sont tous intérieurs. Il en résulte entre l'épiderme et le tissu fondamental primaire une couronne plus ou moins épaisse de tissu fondamental *secondaire*, *Tf2*, dans lequel les cellules sont disposées en longues files radiales. En outre, il arrive fréquemment que certaines files radiales de ce tissu sont entièrement cristalligènes ou tannifères, tandis que leurs voisines sont dépourvues de cristaux et de tannin.

Le parenchyme sous-épidermique du pétiole, qu'il soit primaire ou secondaire, est quelquefois collenchymateux (*Gustavia Marcgraaviana*, *Cariniana brasiliensis*). Mais c'est surtout dans la nervure médiane que se produit cette différenciation du tissu sous-épidermique ; elle est très accentuée chez *Lecythis racemiflora*. Chez *Couratari guianensis*, le collenchyme est remplacé sur les deux faces de la nervure par de nombreuses sclérites cylindriques que séparent soit des méats angulaires, soit des cellules à parois minces, fig. 28, pl. XI.

Fréquemment la gaîne scléreuse des faisceaux libéro-ligneux qui circulent dans la région internervulaire du limbe, est reliée aux deux épidermes par des sclérites du tissu fondamental, fig. 29. Dans ce cas le faisceau semble, sur une section transversale, s'étendre d'un épiderme à l'autre.

Le pétiole et la nervure médiane de *Couratari guianensis*, fig. 4, pg. 348 et de *Lecythis racemiflora* renferment, entre le faisceau principal médian et les faisceaux antérieurs, un canal glandulaire (?), *Cg*, semblable à celui de la moelle dans la tige des mêmes espèces. Le pétiole de *Bertholletia excelsa* en possède trois, un contre la face antérieure de chacun des trois plus gros faisceaux principaux. Chez d'autres Lécythidées (*Chytroma Idatimon*, *Eschweilera parviflora*, *E. subglandulosa*, *E. longipes*), le tissu fondamental interfasciculaire du pétiole est fortement lacuneux.

Mésophylle. — Le parenchyme en palissade est nettement caractérisé dans toutes les espèces, mais tantôt il est formé de cellules relativement larges comme chez *Gustavia augusta* (*Gustavia pterocarpa*, *Bertholletia excelsa*; *Cariniana brasiliensis*, *Lecythis ollaria*), tantôt au contraire, ses cellules sont minces et allongées (cas le plus général). Cette assise est recloisonnée transversalement d'une façon plus ou moins régulière chez *Gustavia Marcgraaviana, Lecythis lanceolata, Eschweilera longipes*, fig. 30, pl. XI, et surtout *E. subglandulosa.*

Le parenchyme lacuneux est d'importance et de structure très variables. Il comprend 3 assises seulement chez *Lecythis ollaria*, 5 chez *Gustavia Marcgraaviana, Couratari guianensis, Lecythis lanceolata*, 6 chez *Eschweilera Luschnathii* et même 7 chez *E. longipes*. Celui de *Lecythopsis rufescens* et surtout celui de *Cariniana brasiliensis* sont presque entièrement transformés en parenchyme en palissade. Ailleurs c'est seulement l'assise sous-épidermique inférieure qui se transforme en une assise palissadique mal caractérisée (*E. longipes*, fig. 30, pl. XI, *E. subglandulosa, E. Luschnathii*). Le mésophylle d'*E. longipes*, fig. 30, est alternativement formé, dans le voisinage de la face inférieure, de couches herbacées, dont les parois sont minces et de couches dépourvues de chlorophylle, dont les parois sont légèrement sclérifiées, *Ascl*; toutes les cellules de cette région sont, comme chez *G. augusta*, rameuses parallèlement à la surface du limbe. On trouve encore cette disposition chez *Gustavia Marcgraaviana* et *Lecythis ollaria.*

Faisceaux libéro-ligneux. — α. *Pétiole.* Sur la section pétiolaire de toutes les Lécythidées étudiées, la structure générale des faisceaux, la forme de la gaîne, la nature des éléments libériens et ligneux rappellent à peu près celles que nous avons décrites chez *Gustavia augusta* ou dans la tige des mêmes espèces. Le nombre et la taille des faisceaux subissent seuls des variations plus ou moins importantes, sur lesquelles nous aurons à revenir lors de l'étude spéciale du système libéro-ligneux foliaire. Disons cependant dès maintenant que chez les Eulécythidées, 1° les faisceaux postérieurs manquent toujours, 2° les faisceaux antérieurs, beaucoup moins nombreux que ceux de *G. augusta*, sont habituellement plus ou moins réunis en une seule bande libéro-ligneuse antérieure.

Le faisceau principal médian du *Couratari guianensis* est simplement convexe, ses voisins immédiats étant concentriques (B), fig. 4, pg. 348. Les gros faisceaux principaux de *Bertholletia excelsa* sont larges, convexes et ont leurs bords légèrement incurvés vers l'intérieur. Parmi les autres Lécythidées, il n'y en a que quelques-unes chez lesquelles les gros faisceaux du pétiole soient annulaires (*Eschweilera subglandulosa*, *E. Luschnathii*, *Lecythopsis rufescens*). Le plus souvent ces gros faisceaux sont simplement très larges et légèrement convexes (*Eschweilera longipes*, *Lecythis corrugata*, *Chytroma Idatimon*). Ceux de *Cariniana brasiliensis* sont beaucoup moins larges que les précédents. Quant à ceux de *Lecythis ollaria* (B), fig. 6, pg. 357, et de *L. lanceolata*, ils sont étroits, leur masse ligneuse formant une sorte de coin dont la pointe est tournée vers la face antérieure du pétiole.

Le développement secondaire de ces faisceaux est aussi très inégal. C'est ainsi que chez *Lecythis racemiflora* le bois n'est représenté que par des lames trachéennes, continuées par de petites lames vasculaires, tandis que chez *Lecythis corrugata* et *Chytroma Idatimon* les lames vasculaires sont accompagnées d'une masse fibreuse épaisse. De même le liber secondaire peut quelquefois être stratifié ; on y distingue alors soit une (*Eschweilera subglandulosa*), soit deux (*E. longipes*) bandes fibreuses concentriques. Les éléments vasculaires et les éléments libériens sont généralement plus grêles chez les Lécythidées proprement dites que chez les *Gustavia ;* il y a cependant exception pour *Chytroma Idatimon*, *Lecythis corrugata* et *Bertholletia excelsa*.

La gaîne fibreuse des faisceaux existe chez toutes les Lécythidées, mais elle est généralement moins épaisse que celle de *Gustavia augusta*. Par exception on n'en trouve de trace chez *Lecythis racemiflora* qu'autour des petits faisceaux marginaux du système foliaire. Cette gaîne est également peu développée dans la feuille de *Bertholletia excelsa*. Dans presque tous les cas elle est beaucoup moins épaisse, et peut même manquer, sur le bord des faisceaux qui est compris à l'intérieur du système foliaire. Elle est au contraire puissante sur la face antérieure des faisceaux antérieurs, sur la face postérieure des faisceaux postérieurs et surtout autour des petits faisceaux marginaux. Tantôt c'est contre la face postérieure du système qu'elle est plus développée (*Eschweilera subglandulosa*, *E. Luschnathii*, *Lecythopsis rufescens*), tantôt c'est au contraire contre sa face antérieure (*Lecythis corrugata*, *Couratari guianensis*, *Bertholletia excelsa*). Chez ces deux dernières espèces la gaîne fibreuse renferme des îlots libériens à parois minces et rappelle ainsi le liber interne de *Calothamnus quadrifida* et de *Fabricia lævigata* (1).

β. *Limbe.* Lorsqu'on monte du pétiole vers le sommet du limbe, on voit très généralement la gaîne fibreuse s'accroître un peu dans la base de la nervure principale, puis diminuer graduellement d'épaisseur en approchant du sommet du limbe.

Les faisceaux qui circulent à l'intérieur de la région lamelleuse du limbe sont, chez les Lécythidées comme chez *Gustavia augusta*, enveloppés par une gaîne fibreuse, et nous avons indiqué précédemment que dans certains cas cette gaîne peut être renforcée par des éléments scléreux issus du tissu fondamental, fig. 29. Quelquefois cependant, les dernières ramifications libéro-ligneuses sont à peu près dépourvues de fibres (*Chytroma Idatimon*, *Cariniana brasiliensis*, *Lecythis ollaria*). Les éléments des terminaisons libéro-ligneuses libres que l'on trouve dans la région profonde du parenchyme lacuneux ne sont faiblement globuleux et trachéiformes, comme ceux de *G. augusta*, que chez *Lecythis ollaria*, *L. lanceolata*, *Cariniana brasiliensis*. Chez presque toutes les autres espèces, ces éléments sont remarquablement larges et à parois à peu près lisses, *fd*, fig. 30, pl. XI ; leur diamètre peut atteindre 0^{mm} 03 chez *Couratari guianensis*, et même près de 0^{mm} 06 chez *Eschweilera longipes*. Les faisceaux qui circulent contre le bord du limbe sont souvent entièrement scléreux, *Ff*, fig. 35, pl. XII.

Épiderme inférieur. — Les cellules de la face inférieure de la feuille des Lécythidées sont plus petites que celles de la face supérieure. Leur paroi externe est quelquefois mince, et leurs parois latérales plus ou moins ondulées (*Gustavia Marcgraaviana*, *Lecythis ollaria*, *L. lanceolata*). Le plus souvent la paroi externe est notablement épaissie et les parois latérales sont rectilignes. Les stomates se trouvent au niveau de la surface épidermique ; vus de face, tantôt ils s'appuient sur trois parois radiales comme ceux de *Gustavia augusta*, fig. 16, pl. X (*G. Marcgraaviana*, *G. pterocarpa*, *Cariniana brasiliensis*), tantôt, et c'est là le cas général, ils touchent par leurs extrémités deux cloisons épidermiques *paral-*

(1) *Loc. cit.*, p. 399.

lèles, fig. 26, pl. XI. Rarement les stomates s'appuient sur 7 à 8 parois radiales (*Lecythis corrugata*, *Eschweilera subglandulosa*). Les cellules de l'épiderme inférieur sont fréquemment cristalligènes, surtout en face des petites nervures. Dans la plupart des espèces, la face inférieure de la feuille est entièrement glabre ; chez *Chytroma Idatimon*, *Lecythis corrugata*, *L. ollaria*, *Car. brasiliensis*, *Bertholletia excelsa*, il existe quelques poils rares, courts et rigides, localisés sur les grosses nervures ; chez *Lecythis lanceolata* les mêmes régions portent, comme le pétiole, deux sortes de poils. Seul, *Lecythopsis rufescens* a la face inférieure de sa feuille couverte de poils unisériés et réunis en paquets, en un mot, semblables à ceux que nous avons décrits sur la face supérieure, mais beaucoup plus nombreux. Les cellules épidermiques inférieures qui sont situées près du bord de la feuille de *Couratari guianensis* et de *Lecythis racemiflora*, forment de petites papilles arrondies, à extrémité sclérifiée, (B), fig. 24, pl. XI ; sur le reste du limbe les cellules se transforment également en papilles, mais à extrémité fortement plissée, (A), fig. 24.

Bord du Limbe. — L'épiderme du bord du limbe est généralement caractérisé par des cellules plus étroites, plus allongées radialement et dont la paroi extérieure est plus épaisse, fig. 35, pl. XII. Sous l'épiderme, le mésophylle est représenté par des cellules petites plus ou moins collenchymateuses.

BARRINGTONIÉES. — *Épiderme.* — Les cellules épidermiques des Barringtoniées sont en général assez petites, celles de la face supérieure du limbe étant un peu plus larges que celles de la face inférieure, fig. 55, pl. XIII ; chez *Barringtonia caffra* la taille de ces dernières est sensiblement plus grande. La paroi superficielle est un peu plus épaisse sur la face supérieure du limbe ; elle est couverte de plis cuticulaires fins et parallèles ; ces derniers manquent cependant chez quelques espèces (*Barringtonia intermedia*, *B. acutangula*, *B. speciosa*, *Stravadium integrifolium* MONTR. *S. album*). Les parois latérales de cet épiderme sont d'ordinaire faiblement ondulées ; quelquefois ces ondulations deviennent très fortes (*Stravadium insigne*) ; d'autres fois elles manquent complètement (*Fœtidia mau-

ritiana, *Barringtonia sp.*). Par exception, la feuille de *F. mauritiana* porte quelques stomates à sa face supérieure et il s'en trouve un grand nombre chez *B. acutangula*, moins cependant que sur la face inférieure du limbe. Très rarement l'épiderme supérieur peut être dédoublé (*Barringtonia sp.*).

La paroi superficielle de l'épiderme inférieur n'est que rarement épaisse (*F. mauritiana*, *Barringtonia sp.*); elle peut cependant porter de petits plis cuticulaires semblables à ceux de la face supérieure de la feuille (*B. acutangula*, *Botryoropsis luzonensis*). Les parois latérales de cet épiderme sont parfois ondulées ; rarement elles sont épaisses (*F. mauritiana*). La face inférieure des feuilles de Barringtoniées porte toujours des stomates, mais leur abondance est variable ; excessivement nombreux et serrés chez *B. macrocarpa* et *B. intermedia*, ils sont espacés chez *F. mauritiana*. Dans tous les cas leur mode de formation est le même. A l'intérieur d'une cellule mère, vue de face, apparaissent successivement 3 cloisons obliques l'une sur l'autre ; ces cloisons limitent 3 cellules extérieures (cellules annexes) et une cellule intérieure triangulaire, (cellule mère des cellules stomatiques). Dans cette dernière la paroi ostiolifère se forme à peu près parallèlement à la dernière cloison oblique. Les cellules annexes ne se recloisonnent jamais ultérieurement. La forme et surtout la taille des stomates varie un peu suivant les espèces. La position des cellules stomatiques par rapport à la surface est la même que dans la feuille de *Gustavia augusta*.

Chez aucune Barringtoniée le limbe ne nous a montré de poils en dehors des nervures saillantes, sauf cependant chez *Stravadium insigne* dont l'épiderme inférieure porte par places des cellules légèrement papilliformes.

Parenchyme fondamental du Pétiole et des Nervures. — De même que chez les Lécythidées, il se produit, sous l'épiderme du pétiole et de la base de la nervure principale, un tissu secondaire qui sépare cet épiderme du tissu fondamental primaire dans lequel sont distribués les faisceaux libéro-ligneux, et ce tissu secondaire est également dû au recloisonnement de l'assise sous-épidermique. Toutefois il est ordinairement moins développé que celui des Lécythidées, surtout contre la face inférieure de la feuille, où il peut même manquer. Le tissu fondamental primaire est relativement plus abondant que chez les Lécythidées.

Le parenchyme fondamental primaire renferme souvent d'abondantes *macles* d'oxalate de chaux. Le tannin y est toujours localisé dans des cellules spéciales. Il semble manquer dans le pétiole et surtout dans les nervures de quelques espèces. Chez d'autres les cellules tannifères sont elles-mêmes localisées, soit dans le tissu fondamental primaire (*Barringtonia acutangula*), soit dans le tissu secondaire (*F. mauritiana*). La zone externe du tissu fondamental est souvent collenchymateuse, tandis que celle qui est contiguë aux faisceaux peut être un peu herbacée, mais ordinairement la caractérisation de ces zones est beaucoup moins accusée que chez les Lécythidées. Dans nos échantillons frais nous avons souvent observé une assise amylifère bien caractérisée enveloppant *complètement* chacun des faisceaux.

Mésophylle, fig. 55, pl. XIII.— Dans la plupart des Barringtoniées, le mésophylle comprend 1 assise de parenchyme en palissade sous l'épiderme supérieur et 7 à 10 assises de parenchyme lacuneux. Le parenchyme en palissade est habituellement assez bien caractérisé par l'allongement de ses cellules. Dans le parenchyme lacuneux, les éléments sont de taille variable suivant les espèces, mais à peu près toujours ramifiés parallèlement aux faces du limbe. Chez aucune Barringtoniée nous n'avons rencontré, comme chez quelques Lécythidées, de sclérification du mésophylle au contact de la gaîne scléreuse des faisceaux.

La structure des feuilles de quelques espèces est un peu différente de celle que nous venons de décrire. Chez *F. mauritiana* et *Barringtonia racemosa* il peut exister une assise d'hypoderme aquifère entre l'épiderme et le parenchyme en palissade. Ce dernier tissu n'est, chez *Str. insigne*, formé que de cellules courtes, quoique étroites, et c'est surtout l'abondance de la chlorophille qui le caractérise. De même le parenchyme en palissade de *B. neo-caledonica* est composé de 2 assises de cellules courtes, mal caractérisées; celui de *B. racemosa* en contient 2 à 3. Mais la feuille qui s'éloigne le plus du type normal est celle de *F. mauritiana*. En effet, sous l'hypoderme aquifère, tout le mésophylle y est représenté par des cellules étirées perpendiculairement aux faces. Les cellules supérieures sont très allongées, les cellules inférieures le sont moins, et il y a passage insensible des unes aux autres. Le parenchyme en palissade comprend plus spécialement 3 assises de cellules qui occupent la moitié de l'épaisseur du limbe. En outre, le tannin est abondamment répandu dans presque toutes les cellules.

Faisceaux libéro-ligneux. — Une section transversale pratiquée dans le pétiole ou dans la base de la nervure médiane d'une Barringtoniée montre toujours, de même que celle des Lécythidées, un grand nombre de faisceaux *isolés au milieu du tissu fondamental* et rangés sur plusieurs arcs concentriques (B) fig. 8, pg. 359. Cependant, lorsqu'on vient à les comparer l'une à l'autre, on y remarque des différences qui empêchent de les confondre. Chez les Barringtoniées les faisceaux sont en général plus petits et plus isolés les uns des autres; ils sont en outre distribués d'une façon un peu différente. Dans le rang principal, ils sont à peu près en même nombre que chez les Lécythidées, mais le médian est sensiblement plus gros *relativement aux latéraux*, ces derniers étant plus petits que les faisceaux correspondants des Lécythidées. Les faisceaux des rangs antérieurs sont moins nombreux que ceux de *Gustavia augusta.* Ils peuvent cependant être distribués sur deux ou plusieurs rangs et ne sont jamais réunis en une bande antérieure, comme ceux de la plupart des Lécythidées; ils sont aussi plus petits. Quant aux faisceaux postérieurs, ils existent toujours (sauf cependant chez *Barringtonia sp.*), ce qui distingue de suite la section de celle de la plupart des Lécythidées; en outre ils ont toujours une orientation *renversée*, leur bois étant extérieur et leur liber intérieur, fig. 40, pl. XII, ce qui distingue la section de celle des *Gustavia.*

Les faisceaux antérieurs et postérieurs sont habituellement *étroits*. Les gros faisceaux du rang principal sont *arqués* ou *en éventail* et non annulaires ou concentriques, comme cela arrive très souvent chez les Lécythidées. Quelquefois cependant le faisceau médian, qui est de beaucoup le plus large de tous, peut être suffisamment arqué pour être dit semi-annulaire.

Le bois des faisceaux est sensiblement moins fibreux que chez les Lécythidées et ses fibres sont moins sclérifiées. Il est surtout formé de trachées et de petits vaisseaux distribués en files radiales régulières. La gaîne scléreuse enveloppante est aussi beaucoup moins développée et moins caractérisée que chez les Lécythidées — souvent elle manque totalement, au moins dans la base de la feuille —. La structure des fibres de cette gaîne, de même d'ailleurs que celle des autres éléments des faisceaux, présente des variations spécifiques rappelant celles que nous avons décrites à propos de la tige. Le liber renferme habituellement des cellules tannifères; jamais nous n'y avons observé de stratification.

Lorsqu'on suit le système libéro-ligneux en montant dans la nervure médiane on remarque tout d'abord que les faisceaux du rang principal tendent à se serrer de plus en plus les uns contre les autres et même à se réunir les uns aux autres. Il en résulte que leur nombre diminue. En même temps les faisceaux restants prennent fréquemment la structure *annulaire* ou concentrique qu'ils n'avaient pas dans le pétiole, ou, du moins, celle de faisceaux convexes munis d'une bande libéro-ligneuse antérieure à orientation renversée (1). Le nombre des faisceaux antérieurs peut augmenter dans la base de la nervure médiane ; plus haut ils se serrent davantage les uns contre les autres en même temps que leur nombre diminue ; ils ne deviennent habituellement ni annulaires ni concentriques. Le nombre des faisceaux postérieurs peut également augmenter dans la base de la nervure médiane, mais ce qui les caractérise surtout, c'est que tout en se rapprochant peu à peu les uns des autres, ils semblent cependant conserver une autonomie plus grande que ceux des rangs principal et antérieurs. D'ailleurs, les faisceaux antérieurs et postérieurs manquent dans la partie supérieure de la nervure, les derniers *subsistant plus haut* que les premiers.

La distribution des faisceaux dans les grosses nervures secondaires ressemble à celle dans la moitié supérieure de la nervure médiane. Les plus grosses d'entre ces nervures peuvent encore renfermer des faisceaux postérieurs. Dans celles de moins en moins

(1) Si l'on n'était, dans ce cas, guidé par la présence de faisceaux postérieurs à orientation renversée, on pourrait souvent confondre la section d'une Barringtoniée avec celle d'une Lécythidée.

fortes, il n'existe qu'un seul faisceau libéro-ligneux qui se ramifie à la façon habituelle.

La gaîne fibreuse est mieux caractérisée et relativement plus puissante dans les nervures que dans le pétiole, ou plutôt que dans la base de la feuille. C'est ordinairement autour des faisceaux antérieurs qu'elle est le mieux caractérisée; dans quelques cas même ces derniers ne sont représentés que par de larges paquets de fibres.

Les mailles de la nervation des feuilles de Barringtoniées renferment, de même que celles des Lécythidées, des terminaisons libres et grêles du système libéro-ligneux. Ces ramifications sont représentées tantôt par des trachées courtes, tantôt par des fibres. Trachées ou fibres, ces éléments ne sont jamais bien larges et leur diamètre n'atteint jamais la taille de ceux de quelques Lécythidées.

Napoléonées. — *Épiderme.* — Chez les *Napoleona*, les cellules épidermiques des deux faces de la feuille sont de petite taille; chez *Asteranthos brasiliensis*, celles de la face supérieure sont un peu plus allongées perpendiculairement à la surface. Les parois latérales sont toutes fortement ondulées chez le premier, elles sont toutes planes chez le second. Sur le pétiole et les grosses nervures d'*A. brasiliensis,* la paroi externe des cellules épidermiques est fortement bombée, très épaisse et ressemble à celle de la tige; la même disposition se retrouve, quoique moins accentuée, dans l'épiderme inférieur du limbe de cette espèce; dans l'épiderme supérieur la paroi externe est encore épaisse mais elle est plane. Chez *Napoleona*, la paroi épidermique externe est plane sur les deux faces du limbe et, en outre, elle reste relativement mince.

Les stomates, très nombreux dans l'épiderme inférieur de la feuille d'*A. brasiliensis,* sont beaucoup plus espacés chez *Napoleona.* Dans les deux cas, les cellules stomatiques sont peu différentes de celles de *Gustavia augusta.* Vus de face ces stomates se montrent sans orientation générale. Ils se forment par apparition successive de 3 parois latérales obliques les unes sur les autres, de même que ceux de *Gustavia* et des Barringtoniées. Aucune des parois qui concourent ainsi à la formation des stomates de *Napoleona* ne devient ondulée comme les autres parois latérales de l'épiderme.

Les jeunes feuilles de *Napoleona* possèdent des stomates précoces en outre des stomates ordinaires. En effet, alors que ces derniers ne sont encore représentés que par 1 ou 2 cloisons obliques, c'est-à-dire alors qu'ils sont encore en train de se former, on en voit d'autres qui sont déjà complètement différenciés. Ceux-ci sont très gros, excessivement éloignés les uns des autres et par suite peu nombreux ; ils se sont d'ailleurs formés suivant le même mode que les stomates ordinaires. Entre l'état de différenciation des stomates précoces et celui des stomates ordinaires, il n'existe pas de stades de transition.

Au bord du limbe l'épiderme est formé de cellules un peu plus étroites qu'ailleurs et dont les parois sont plus épaisses, surtout chez *Asteranthos*, fig. 53, pl. XIII.

L'épiderme de la feuille des Napoléonées ne nous a jamais montré de poils même rudimentaires.

Parenchyme fondamental du Pétiole et des Nervures. — Chez les Napoléonées de même que chez les Lécythidées, il existe sous l'épiderme du pétiole une couronne de tissu secondaire produite par le recloisonnement de l'assise sous-épidermique. Cette couronne se continue dans la base de la nervure médiane par une bande de tissu secondaire antérieure et une bande postérieure.

Le parenchyme de la face inférieure du pétiole et de la nervure médiane est très faiblement collenchymateux.

L'oxalate de chaux se montre fréquemment dans les nervures des Napoléonées. Il est cristallisé en prismes.

Mésophylle. — Le mésophylle des *Napoleona* comprend une dizaine d'assises cellulaires dont les 2 supérieures forment le parenchyme en palissade. Ce dernier est d'ailleurs mal caractérisé ; les cellules y sont à peine modifiées et c'est plutôt l'abondance de la chlorophylle qui les différencie que leur forme. Les autres assises du mésophylle constituent un parenchyme lacuneux dont les cellules ne sont rameuses que parallèlement aux faces du limbe. Jamais ce tissu ne fournit d'éléments scléreux contre les terminaisons libéro-ligneuses.

Chez *A. brasiliensis* le mésophylle est très différent ; il comprend au plus 7 assises dont les cellules sont légèrement allongées perpendiculairement à la surface. Mais ce qui distingue surtout la feuille de cette espèce, ce sont de nombreuses fibres qui s'entrecroisent dans tous les sens, soit isolément, soit par petits paquets, fig. 53 et 54, pl. XIII. On les observe dans tout le mésophylle et quelquefois elles le traversent d'un épiderme à l'autre. Une telle dispersion fibreuse rappelle beaucoup celle de *Memecylon clausiflorum* et de *Jambosa vulgaris* (1).

Faisceaux libéro-ligneux. — Sur une section transversale pratiquée à la base d'un pétiole de Napoléonée, tous les faisceaux sont rangés sur un seul arc, B, fig. 10, pg. 367. Le médian est très gros, les latéraux beaucoup plus petits. Chez les *Napoleona* le faisceau médian est *annulaire*, la moitié antérieure de son anneau n'étant à peu près composée que de liber, au moins pendant la période primaire. Lorsqu'on monte le long de la nervure médiane, on voit cet anneau s'aplatir perpendiculairement au plan foliaire et dès lors le faisceau ressemble assez à un faisceau *bicollatéral*, fig. 43, pl. XIII (2).

Le faisceau médian du pétiole d'*Asteranthos* est simplement arqué ; aussi ne possède-t-il pas de liber interne dans la nervure médiane.

Les tissus libéro-ligneux des faisceaux du pétiole ressemblent à ceux des faisceaux foliaires de la tige ; toutefois, le tissu scléreux y fait totalement défaut. Le diamètre des éléments ligneux et libériens diminue à mesure qu'on monte dans la feuille. En même temps le tissu scléreux réapparaît dans la partie supérieure du pétiole et, dans la nervure médiane, il est représenté par un arc antérieur et un arc postérieur. Le faisceau d'*A. brasiliensis* renferme en outre une ou deux strates fibreuses dans le liber secondaire. Le tissu fibreux primaire se retrouve dans tous les faisceaux des nervures et du limbe.

Les terminaisons libéro-ligneuses de *Napoleona* sont représentées

(1) O. Lignier (*loc. cit.*, pp. 322 et 412, Pl. XIV, fig. 6).

(2) Peut-être est-ce là une nouvelle preuve à l'appui de l'opinion que nous avons émise antérieurement (*l. c.*, p. 349) relativement aux Mélastomacées et aux Myrtacées, opinion d'après laquelle le liber interne de leurs faisceaux bicollatéraux serait dû à un élargissement de ces faisceaux accompagné de recourbement de leurs bords ?

par des fibres isolées ou réunies à 2 ou 3 (1) ; celles-ci sont larges et peu allongées ; leurs parois portent souvent des boutonnières soit simples, soit en croix. Ces fibres ne confinent jamais à des méats ; toujours leur surface est recouverte par des cellules du mésophylle semblables à celles du parenchyme lacuneux, mais dont la face libre est seule rameuse.

Glandes basilaires du limbe. — Il existe à la base du limbe des *Napoleona,* de chaque côté de la nervure médiane, *G*, fig. 47, pl. XIII, une glande elliptique ayant au plus 1^{mm} de diamètre suivant son grand axe. Cette glande est située à la face inférieure du limbe, mais elle correspond quelquefois à un petit mamelonnement de la face supérieure. Vu de face l'épiderme de la glande diffère de celui des régions voisines par l'excessive petitesse de ses cellules et par l'absence complète de stomates. En section transversale les cellules épidermiques sont très allongées, très grêles et gorgées d'un protoplasme très dense avec noyau bien apparent fig. 44. Leurs parois latérales sont très minces ; la paroi superficielle de la glande est au contraire un peu plus épaisse qu'ailleurs et d'aspect légèrement gommeux, cependant elle ne montre pas les réactions de la gomme. Cet épiderme si spécial recouvre un massif épais de cellules bien différentes de celles du parenchyme lacuneux. Les cellules y sont petites, sans méats, pourvues d'un protoplasme abondant, dépourvues de chlorophylle, et semblent provenir d'un recloisonnement opéré en tous sens dans le mésophylle primaire. Cependant, vues en masse, ces cellules sont orientées de telle sorte que le massif glandulaire semble dû à l'épanouissement des cordons libéro-ligneux qui y aboutissent. D'ailleurs, aucune des cellules de ce massif ne montre de trace de différenciation soit libérienne, soit ligneuse (2).

Ces glandes sont probablement destinées à ne fonctionner que sur la jeune feuille, car c'est là seulement que nous les avons ren-

(1) Ces fibres semblent bien différentes de celles d'*A. brasiliensis*. D'abord elles sont beaucoup plus larges ; elles peuvent être ponctuées, quelquefois accompagnées partiellement d'une trachée. Ensuite elles sont toujours comprises dans les espaces interfasciculaires.

(2) Nous n'avons observé de glandes semblables ni chez les Lécythidées, ni chez les Barringtoniées

contrées en bon état. Sur les feuilles adultes elles sont abîmées et souvent même isolées par un liège en coupelle.

Quelle est la signification de ces glandes ? Quel est leur rôle ? Il ne nous est pas possible de le dire encore, mais nous nous proposons de chercher à élucider cette question. Remarquons cependant, dès maintenant, que la structure de ces appareils des feuilles des *Napoleona* ressemble beaucoup à celle des *glandes proprement dites extérieures* que MARTINET (1) signale chez les Rosacées, les Passiflorées, les Euphorbiacées, etc.

Ce sont assurément ces mêmes glandes, mais probablement plus développées, qu'AD. DE JUSSIEU (2) signale sur les bractées florales. On trouve, dit-il, sur le pédoncule floral « des bractées écailleuses, imbriquées sur un double rang, presque orbiculaires, et remarquables chacune par deux glandes linéaires imprimées à leur surface, rapprochées de leur base et parallèles à leur bord. »

§ III. — Structure du Système libéro-ligneux foliaire.

A. — *a. Gustavia augusta* (3).

Distribution des faisceaux libéro-ligneux sur une section transversale du Pétiole. — Les faisceaux libéro-ligneux de la section transversale du pétiole de *G. augusta* sont distribués sur quatre rangs concentriques parmi lesquels on distingue (B), fig. 1 :

(1) MARTINET, Organes de Sécrétion des végétaux (*Ann. des Sc. nat.*, 5e sér., T. 14, 1872).— Nous avons observé sur les feuilles de *Cerasus laurocerasus* des glandes dont la position, la forme et la structure nous ont paru présenter une similitude presque complète avec celles des *Napoleona*.

(2) ADR. DE JUSSIEU, Note sur le genre *Napoleona* (*Ann. des Sc. nat.*, 3e sér., T. 2, 1844).

(3) Sur le rameau décrit les feuilles étaient distribuées suivant le cycle sénestre $\frac{2}{5}$: aussi pour faciliter les explications relatives au parcours des faisceaux, supposons-nous que la feuille étudiée est une certaine feuille VI, c'est-à-dire la première feuille d'un second cycle $\frac{2}{5}$.

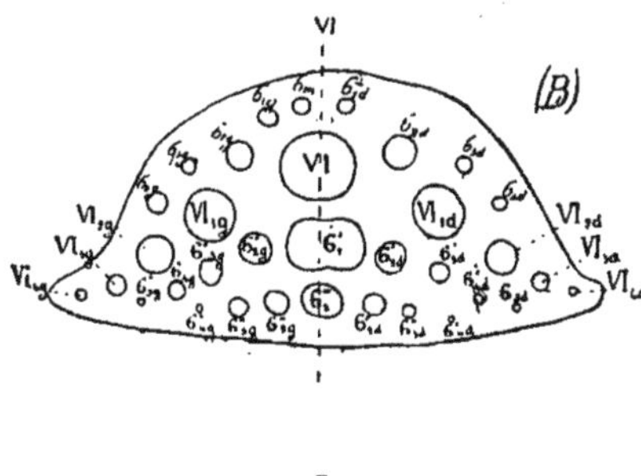

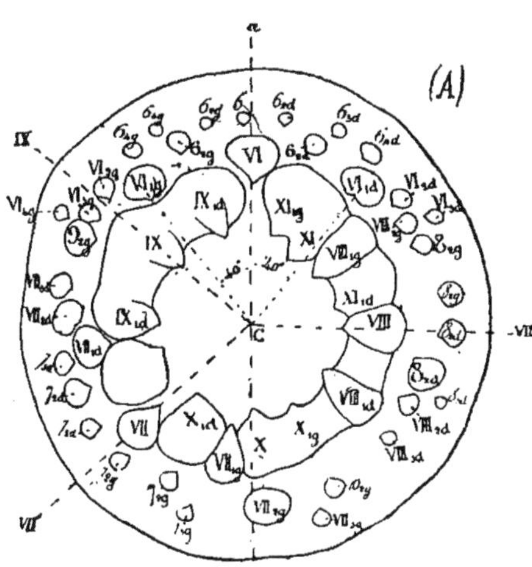

Fig. 1. (A) Section transversale d'un entre-nœud VI de la tige de *Gustavia augusta* (voir fig. 2). — VI, VI_{1g}, VI_{1d},...., VII,...., VIII,.. .., faisceaux principaux des systèmes foliaires VI, VII, VIII,.. ..; *6*,..., *7*,..., *8*,..., faisceaux postérieurs des mêmes systèmes; 6,..., 7,..., 8,..., faisceaux antérieurs des mêmes systèmes (Comparer cette figure à la fig. 13, pl. X).

(B) Section transversale pétiolaire de la feuille VI de *G. augusta*. — VI,.. .., faisceaux principaux; *6*,.. .., faisceaux postérieurs; 6′,.. .., 6″,.. .., faisceaux du premier et du deuxième rangs antérieurs. (Comparer cette figure à la fig. 22, pl. X).

a. Un arc *principal* ou *médian*, VI, sur lequel se trouvent les plus gros faisceaux de la section. Le nombre de ces faisceaux est *impair*. Leur taille respective diminue graduellement du milieu de la section vers son bord;

b. Un arc *postérieur*, *6*, extérieur au précédent, dont les faisceaux sont sensiblement plus grêles et irrégulièrement distribués (1);

c. Un arc *primo-antérieur*, 6′, de faisceaux plus petits que ceux du rang principal;

d. Un arc *secondo-antérieur*, 6″, de faisceaux plus petits encore que ceux du rang précédent (2).

(1) Quelquefois ils sont distribués sur deux rangs et alternent de l'un à l'autre.

(2) Nous avons observé dans la feuille de *Gustavia Marcgraaviana* quelques faisceaux grêles distribués sur un rang *tertio-antérieur*.

Les faisceaux des deux arcs antérieurs sont en nombre *pair* (1) et souvent ils alternent d'un arc à l'autre. Comme dans l'arc principal, leur taille respective diminue graduellement du milieu de la section vers ses bords. En outre, la convexité de ces deux arcs est telle que leurs bords aboutissent aux bords de l'arc médian.

Étant obligé, pour suivre le programme que nous nous sommes tracé, de montrer ultérieurement le trajet, dans la feuille et dans la tige, de chacun des faisceaux que rencontre la section transversale du pétiole, nous sommes amené, pour éviter toute confusion, à donner dès maintenant à chaque faisceau une dénomination spéciale. Nous appellerons :

VI4*g*, VI3*g*, VI2*g*, VI1*g*, VI, VI1*d*, VI2*d*, VI3*d*, VI4*d* (2), ceux du rang principal, comptés de gauche à droite ;

(1) Fréquemment les faisceaux qui, dans chaque rang, sont les plus rapprochés du plan de symétrie du pétiole, se fusionnent deux à deux dans ce plan. Le nombre des faisceaux de chaque rang semble alors être impair.

(2) Nous aurions pu dénommer chacun de ces nombreux faisceaux par une lettre ou un chiffre sans nous préoccuper de sa position. De cette façon chaque notation prise en particulier eût été plus simple, mais, par contre, il eût fallu constamment recourir au dessin de la section du pétiole pour se rendre compte de la position relative du faisceau décrit. En outre, il eût été très difficile d'indiquer d'une façon simple les rapports si compliqués que contractent entre eux les systèmes foliaires d'une même tige et surtout de comparer entre eux les systèmes foliaires des différentes Lécythidées. Pour ces diverses raisons nous avons adopté de préférence une notation, qui pour être de prime abord un peu plus compliquée, a du moins le grand avantage d'indiquer toujours *par elle-même et sans qu'il soit besoin de recourir à la figure*, la position de chaque faisceau dans le système libéro-ligneux foliaire. Elle rend ainsi très facile l'indication des rapports existant entre les systèmes foliaires successifs d'une même tige. Elle éclaire également la comparaison entre les systèmes foliaires des diverses Lécythidées.

Notre notation est basée sur les principes suivants :

1° Chaque faisceau est désigné par le N° de la feuille dans laquelle il sort, l'une des feuilles étant prise pour origine, les autres étant comptées successivement de bas en haut ;

2° Le N° des faisceaux que reçoit chaque feuille s'écrit de différentes façons, suivant le rang auquel appartient chacun de ces faisceaux sur une section transversale du pétiole.

Les faisceaux du rang *principal* sont désignés par des chiffres *romains ;*

Les faisceaux du rang *postérieur* sont désignés par des chiffres *italiques ;*

Les faisceaux des rangs *antérieurs* sont indiqués par des chiffres *arabes*. — Lorsqu'il y a plusieurs rangs antérieurs, la lettre du rang *primo-antérieur* est accompagnée du signe ′, celle du rang *secondo-anterieur* par le signe ″, etc.

Ainsi les faisceaux I, *1*, 1 sortent dans la première feuille ; les faisceaux II, *2*, 2 sortent dans la deuxième feuille, etc. :

3° L'indice 1, 2, 3,.... ajouté au chiffre précédent, indique la position relative

64g, *63g*, *62g*, *61g*, *6m*, *61d*, *62d*, *63d*, *64d*, ceux du rang postérieur ;

6′5g, 6′4g, 6′3g, 6′2g, 6′1g, 6′1d, 6′2d, 6′3d, 6′4d, 6′5d, ceux du rang primo-antérieur ;

6″4g, 6″3g, 6″2g, 6″1g, 6″1d, 6″2d, 6″3d, 6″4d, ceux du rang secondo-antérieur.

Le plan de symétrie de la section passe par les faisceaux *6* et VI et entre les faisceaux 6′1g 6′1d et 6″1g 6″1d.

Distribution des faisceaux sur une section moyenne de l'entre-nœud VI, (A), fig. 1. — α. La couronne libéro-ligneuse renferme 18 faisceaux qui sortent dans les feuilles VI, VII, VIII, IX, X, XI, immédiatement supérieures, chaque feuille recevant 3 faisceaux.

Ces faisceaux sont distribués dans l'ordre suivant, en tournant vers la gauche et à partir du faisceau VI (1) :

VI, IX1d, VI1g (2), IX, IX1g, VII1d, VII, X1d, VII1g, X, X1g, VIII1d, VIII, XI1d, VIII1g, VI1d, XI, XI1g (3).

occupée par le faisceau dans le rang auquel il appartient, cette position étant déterminée à partir du plan de symétrie du système foliaire (ligne VI-C de la section pétiolaire).

Cette notation permet donc de connaître, à la simple lecture :

1° La feuille dans laquelle sort ce faisceau — Ière, 2e, 3e, ... ;

2° Le rang du système libéro-ligneux foliaire auquel il appartient — postérieur, principal, primo-antérieur, secondo-antérieur, etc. ;

3° La position du faisceau parmi ceux de la même rangée et, par suite, si dans la tige, il est cortical ou situé dans la couronne normale (*).

Soit, par exemple, le faisceau IV2g.

Ce faisceau est *cortical* dans la tige. Il sort dans la quatrième feuille. Il est situé, dans le système libéro-ligneux de cette feuille, le *deuxième* de la rangée *principale*, à *gauche* du plan de symétrie de la feuille.

Soit encore le faisceau *23d*.

Ce faisceau est *cortical*. Il sort dans la deuxième feuille. Il est situé, dans le système libéro-ligneux de cette feuille, le *troisième* de la rangée *postérieure*, à *droite* du plan de symétrie de la feuille.

(1) Nous orientons notre section de telle façon que le faisceau VI soit placé dans le plan antéro-postérieur *ap*, en avant du centre de figure C de la section.

(2) Ce faisceau, de même que VI1d, peut être déjà sorti de la couronne normale dans l'écorce.

(3) Dans quelques rameaux la position de ce faisceau était différente. Il se trouvait à la gauche du faisceau VI, entre lui et le faisceau IX1d.

(*) Nous montrerons ultérieurement que les faisceaux du rang postérieur rentrent tous dans l'écorce de la tige, que parmi ceux du rang principal, les 3 médians rentrent seuls dans la couronne normale, les autres restant corticaux, et que tous les faisceaux antérieurs s'accolent aux faisceaux principaux, sauf *n2g* et *n2d* qui restent corticaux.

Les lignes de symétrie des faisceaux VI*g* et VI*d* font avec celles du faisceau VI un angle de 40°.

La ligne de symétrie du faisceau VII fait avec celle du faisceau VI un angle d'environ 144° vers la gauche.

β. Le parenchyme cortical renferme environ 34 faisceaux libéro-ligneux de taille variable qui sont distribués de la façon suivante :

Dans le secteur antérieur gauche, à partir du plan *ap* :
4 faisceaux intérieurs de taille moyenne : 62*g*, VI2*g*, VI3*g*, 92*g* ;
5 petits faisceaux extérieurs : *6*, *62g*, *63g*, *64g*, VI4*g*.

Dans le secteur antérieur droit, à partir du plan *ap* :
4 faisceaux intérieurs de taille moyenne : 62*d*, VI2*d*, VIII2*g*, 82*g* ;
4 petits faisceaux extérieurs : *62d*, *63d*, *64d*, VI3*d* (1).

Dans le secteur postérieur droit :

9 faisceaux moyens et petits, comptés d'avant en arrière : *82g*, *82d*, 82*d*, *83d*, VIII2*d*, VIII3*d*, 102*g*, VII4*g*, VII2*g*.

Dans le secteur postérieur gauche :

8 faisceaux généralement petits, comptés d'avant en arrière : VII3*d*, VII2*d*, *73d*, 72*d*, *72d*, *72g*, 72*g*, *73g*.

Parcours des faisceaux entre la section pétiolaire et la section internodale, fig. 2. — Si l'on suit les faisceaux libéro-ligneux depuis la section pétiolaire jusqu'à la section internodale on voit que :

1° Les faisceaux *principaux*, VI4*g*, VI3*g*, VI2*g*, VI1*g*, VI, VI1*d*, VI2*d*, VI3*d*, descendent dans le pétiole et pénètrent dans la tige sans subir de modifications ; ces faisceaux descendent ensuite verticalement dans la tige et viennent occuper chacun la position de même nom sur la section internodale. Le faisceau VI4*d* marche d'abord parallèlement aux précédents, puis il se rapproche du faisceau VI3*d* et, à la base du nœud, il s'accole à lui latéralement.

2° Les faisceaux *postérieurs*, *64g*, *63g*, *62g*, *61g*, *6m*, *61d*, *62d*,

(1) Très généralement le parenchyme cortical de ces deux secteurs antérieurs renferme en outre les deux faisceaux VI_{1g} et VI_{1d} qui ont déjà quitté la couronne normale.

63d, *64d*, descendent parallèlement aux faisceaux principaux et viennent occuper les positions de mêmes noms sur la section internodale. Les trois faisceaux *61g*, *6m*, *61d* se réunissent en un seul, *6*. Les faisceaux *62g* et *62d* émettent chacun dans le nœud un lobe qui vient renforcer les faisceaux *62g* et *62d*.

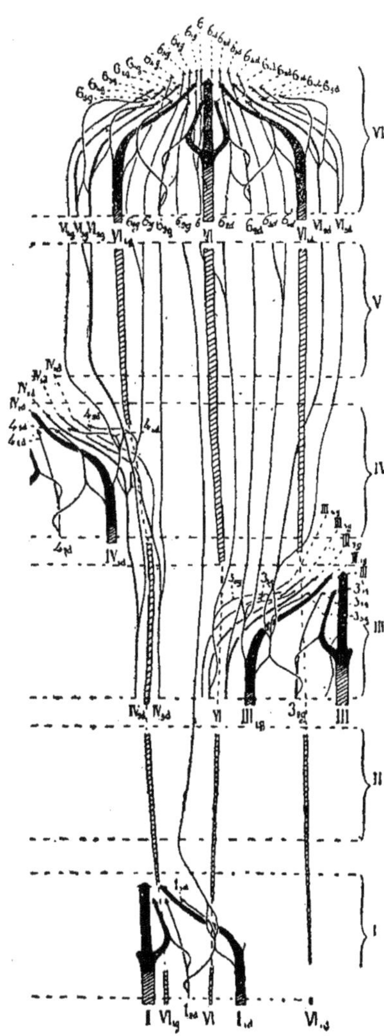

Fig. 2. Parcours des faisceaux libéro-ligneux dans la partie du système *Gustavia augusta*, qui est située au-dessous de la section pétiolaire (Voir (B), fig. 1). — Même numérotation des faisceaux que dans la fig. 1, p. 135; I, II, III,..., nœuds d'attache des feuilles de même ordre. — Les faisceaux corticaux sont teintés en noir; les faisceaux de la couronne portent des hachures. — Afin de ne pas compliquer la figure, les faisceaux les plus antérieurs du pétiole n'ont pas été dessinés.

3° Les faisceaux du rang *secondo-antérieur*, 6 *4g*, *6''3g*, *6''2g*,

$6''1g$, $6''1d$, $6''2d$, $6''3d$, $6''4d$, se rapprochent à la base du pétiole de ceux du rang primo-antérieur, puis s'accolent à leurs bords.

4° Les faisceaux du rang *primo-antérieur*, $6'2g$ et $6'2d$, viennent occuper les positions de même nom sur la section internodale, après avoir reçu, ainsi que nous l'avons indiqué précédemment, chacun une petite branche des faisceaux $62g$ et $62d$. Quant aux autres faisceaux primo-antérieurs ils restent d'abord distincts jusqu'à la base du pétiole, où ils reçoivent les faisceaux du rang secondo-antérieur. Mais ensuite ils s'accolent de la façon suivante aux bords des faisceaux principaux :

$6'1g$ se divise en un gros lobe qui s'accole au bord gauche du faisceau VI, et un petit lobe qui s'accole à $6'2g$.

$6'3g$ se divise en un lobe qui s'accole à $6'2g$ et un lobe qui s'accole au bord droit de $VI1g$.

$6'4g$ se divise en un lobe qui s'accole au bord gauche de $VI1g$ et un lobe qui se jette sur le bord droit de $VI2g$.

$6'5g$ se divise en un lobe qui se jette sur le bord droit du faisceau $VI2g$ et en un lobe qui se jette sur le bord gauche de $VI3g$ (1).

Les faisceaux $6'1d$, $6'3d$, $6'4d$, $6'5d$, symétriques des faisceaux précédents par rapport au plan *ac*, se terminent de même inférieurement sur les faisceaux VI, $6'2d$, $VI1d$, $VI2d$, $VI3d$.

Parcours des faisceaux au-dessous de la section internodale. Terminaison inférieure des faisceaux du système foliaire VI. — Les faisceaux $VI1g$, VI, $VI1d$, qui appartiennent à la couronne normale descendent dans cette couronne à peu près verticalement, le faisceau $VI1g$ se rapprochant un peu du faisceau VI. A mesure qu'ils descendent, leur taille diminue notablement. Au nœud I on les retrouve, le faisceau $VI1d$, entre les faisceaux $III1g$ et III, les faisceaux $VI1g$ et VI, entre les faisceaux I et Id. Ils ne sont plus à ce niveau représentés chacun que par une très petite file de trachées, et bientôt, dans l'entre-nœud I, on les voit s'éteindre par disparition de ces dernières trachées.

Les faisceaux corticaux du système foliaire VI descendent dans

(1) Il arrive fréquemment que le faisceau $6'5d$ se jette tout entier sur le bord gauche du faisceau $VI3g$.

l'écorce *sans contracter jamais aucun rapport direct avec la couronne libéro-ligneuse normale*. Ces faisceaux se terminent inférieurement, à des niveaux très variables, en s'accolant aux bords de faisceaux situés au-dessous d'eux dans l'écorce, c'est-à-dire à des faisceaux corticaux de systèmes foliaires sous-jacents ou à des faisceaux de la couronne normale, mais *au moment où ceux-ci traversent l'écorce* en descendant de la feuille.

Dans le cas spécial du rameau étudié, la terminaison inférieure des faisceaux corticaux du système foliaire VI se faisait de la façon suivante :

Le faisceau VI2*g* se divise, au nœud IV, en deux lobes dont l'un s'accole immédiatement au bord droit du faisceau *44d* et dont l'autre descend jusqu'au nœud III et s'y accole au bord droit du faisceau IV2*d*. — Le faisceau VI3*g* se jette dès l'entre-nœud V sur le bord gauche du faisceau VI2*g*. — Le faisceau VI4*g* descend jusqu'au nœud IV et s'y jette sur le bord gauche du faisceau *44d*.

Le faisceau VI2*d* se termine au nœud III par deux branches qui s'accolent aux deux bords du faisceau 33*g*. — Le faisceau VI3*d* (renforcé déjà par l'accolement du faisceau VI4*d*) se jette, à la partie supérieure du nœud III, sur le bord droit du faisceau VI2*d*.

Le faisceau 62*g* s'accole, dans l'entre-nœud IV, au faisceau IV3*d*. — Le faisceau 62*d* se divise, au nœud III, en deux branches dont l'une se jette sur *34g* et l'autre sur III2*g*.

Le faisceau *62g* descend jusqu'au nœud I et s'y divise en deux branches qui s'accolent de chaque côté du faisceau 13*d*. — Les faisceaux *63g* et *64g* réunis en un seul viennent se terminer, au nœud IV, sur le faisceau 45*d*. — Le faisceau *6* se réunit au faisceau *62d*, puis celui-ci se jette, au nœud III, sur le faisceau 35*g*. — Les faisceaux *63d* et *64d* réunis se terminent, au nœud III, sur le bord droit du faisceau 34*g*.

Ainsi donc, les faisceaux corticaux du système foliaire VI se terminent sur des faisceaux des systèmes foliaires IV, III et I qui sont situés au-dessous de lui. Tous ces faisceaux diminuent peu à peu de taille, à mesure qu'ils descendent (1).

(1) La terminaison inférieure du système foliaire telle que je viens de la décrire est celle que j'ai observée dans le rameau choisi comme type. Je l'ai rencontrée également avec très peu de modifications dans d'autres rameaux de *Gustavia augusta* présentant *la*

Parcours des faisceaux au-dessus de la section pétiolaire. Leur pénétration et leur distribution dans le limbe. — *a*. Les faisceaux de la section pétiolaire montent vers le limbe et pénètrent individuellement dans la nervure médiane en conservant leurs positions relatives. Pendant ce parcours ils se rapprochent insensiblement les uns des autres, mais sans cesser de rester indépendants.

En suivant pas à pas les faisceaux de ce système libéro-ligneux depuis la base de la nervure médiane jusqu'à son sommet, on fait les remarques suivantes :

1° Ce système se rend directement et sans interposition de régions diaphragmatiques de la base au sommet de la nervure ;

2° Tous les faisceaux principaux se rapprochent peu à peu du plan de symétrie de la nervure et ils envoient dans la direction de ce plan, des anastomoses au faisceau voisin. En outre, ceux de ces faisceaux qui sont marginaux viennent successivement s'accoler au bord extérieur de leur voisin immédiat. Il en résulte qu'aux $\frac{3}{4}$ supérieurs de la nervure médiane, l'arc libéro-ligneux principal n'est plus représenté que par un large anneau aplati radialement, (B), fig. 22, pl. X ;

3° Le système libéro-ligneux de la nervure médiane s'épuise peu à peu en émettant les faisceaux des nervures latérales ;

4° Les faisceaux des nervures latérales se détachent *des bords* du système libéro-ligneux de la nervure médiane, fig. 3.

α. Celui des *grosses* nervures latérales, *S*, est formé par la réunion,

d'un gros lobe détaché du bord de l'arc principal,
de petits lobes issus des bords des arcs antérieurs,
quelquefois d'un petit lobe détaché du bord de l'arc postérieur.

même symétrie ; mais en étudiant des rameaux *de symétrie différente*, j'ai pu constater que les rapports contractés par l'extrémité inférieure de chacun des faisceaux du système foliaire VI, se modifiaient *en même temps que la symétrie elle-même* de la tige. Les modifications m'ont toujours paru être commandées par la loi suivante : *Tout faisceau d'un système foliaire s'insère sur le faisceau foliaire* IMMÉDIATEMENT SOUS-JACENT DANS LE MÊME PLAN VERTICAL, *quel que soit le système foliaire auquel appartient ce dernier.* Cette règle peut d'ailleurs être masquée dans la tige adulte par l'inégalité qui s'est produite dans l'accroissement intercalaire des diverses parties de cette tige. C'est de cette façon que dans certains cas, les faisceaux cessent d'être verticaux et rectilignes pour devenir plus ou moins obliques et ondulés.

Il reçoit en outre un petit faisceau *l* que lui envoie le faisceau sortant dans la grosse nervure immédiatement inférieure.

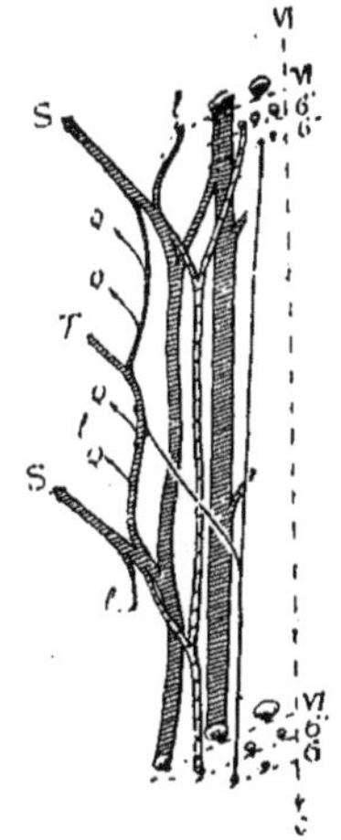

Fig. 3. *Gustavia augusta*. Schema indiquant la façon dont les faisceaux des nervures latérales se détachent du bord du système libéro-ligneux de la nervure principale. — Les faisceaux postérieurs n'ont pas été figurés ; VI, faisceaux principaux ; 6′, 6″, faisceaux antérieurs ; S, T, Q, faisceaux sortant dans les nervures secondaires, tertiaires, quaternaires.

β. Les faisceaux des *petites* nervures latérales, *T* et *Q*, se détachent des faisceaux *l*. Ils peuvent recevoir en outre de très petits lobes détachés des faisceaux antérieurs de la nervure médiane ;

5° Les faisceaux de la rangée postérieure de la nervure médiane diminuent peu à peu de taille vers le haut et disparaissent,

soit par extinction au milieu du tissu fondamental,

soit par émission de lobes sortant dans les nervures latérales,

soit en s'accolant aux faisceaux de la rangée principale.

Ces faisceaux sont tous épuisés vers le $\frac{1}{4}$ inférieur de la nervure médiane ;

6° Les faisceaux de la rangée secondo-antérieure sont tous épuisés à la base du $\frac{1}{4}$ supérieur de la nervure médiane ;

7° Les faisceaux de la rangée primo-antérieure subsistent jusqu'au sommet de la feuille ;

8° Le système libéro-ligneux de la nervure médiane se termine à son sommet sur une petite ampoule libéro-ligneuse comparable à celle que nous avons décrite chez les Myrtacées (1). L'extrémité de

(1) *Loc. cit.*, p. 403.

cette ampoule se perd, chez la feuille adulte, dans une petite cicatrice subéreuse qui a détruit le sommet de la feuille ;

9° Chacun des gros faisceaux concentriques ou annulaires de la section du pétiole se divise, au-dessus de la base du limbe, en *un arc libéro-ligneux postérieur* et *un arc libéro-ligneux antérieur*, celui-ci étant toujours moins puissant que celui-là. A partir de ce moment tout faisceau qui s'en détache emporte toujours,

un lobe arraché du bord de l'arc antérieur,
un lobe arraché du bord de l'arc postérieur (1).

b. Lorsqu'on suit le faisceau d'une grosse nervure latérale secondaire depuis sa section basilaire jusqu'au point où cette nervure se iette, au bord du limbe, sur la nervure secondaire immédiatement supérieure, on voit :

1° Que ce faisceau comprend, comme les gros faisceaux de la nervure médiane, *un arc postérieur* à orientation normale et *un arc antérieur* dans lequel le bois est extérieur et le liber intérieur ;

2° Que ce faisceau s'épuise peu à peu en émettant les faisceaux des nervures tertiaires. Son arc antérieur est épuisé vers les $\frac{2}{3}$ de la nervure ;

3° Qu'à l'extrémité de la nervure secondaire le faisceau s'accole latéralement au faisceau de la nervure secondaire immédiatement supérieure ;

4° Que la gaîne mécanique du faisceau existe sur toute sa longueur. Cette gaîne se réduit moins vite que le tissu libéro-ligneux caractérisé.

Le tissu fondamental des nervures secondaires diminue peu à peu. Vers le bord du limbe il n'est plus représenté que par deux assises antérieures et deux assises postérieures.

c. La section transversale des nervures tertiaires ressemble beaucoup à celle de l'extrémité des nervures secondaires. Toutefois leur faisceau libéro-ligneux est encore plus grêle.

(1) Chacun de ces gros faisceaux concentriques se conduit donc de la même façon qu'un système foliaire pourvu de faisceaux antérieurs, et en particulier que celui des Myrtacées (*Loc. cit.*, p. 401 et suiv.).

Les nervures d'ordre supérieur ne se distinguent du reste du limbe que par l'allongement des cellules épidermiques postérieures (inférieures) dans le sens de ces nervures. Leur faisceau libéro-ligneux, quoique grêle, possède toujours une gaîne fibreuse.

Terminaison supérieure des faisceaux du système foliaire. — *a.* La nervation du limbe étant réticulée, les faisceaux des diverses nervures, s'y accolent soit latéralement soit bout à bout.

Il existe en outre, dans l'intérieur des plus petites mailles de ces réseaux, des ramifications libéro-ligneuses qui circulent dans la région profonde du parenchyme lacuneux et dont la structure est celle de petits faisceaux libéro-ligneux normaux. Ces ramifications se détachent des bords du faisceau qui limite la maille et se terminent en pointe libre après une ou plusieurs divisions. Les extrémités libres de ces ramifications sont toujours très grêles et constituées par une ou deux files de trachées courtes et légèrement globuleuses qu'enveloppent quelques fibres peu allongées et peu sclérifiées.

b. Nous avons indiqué précédemment que le système libéro-ligneux de la nervure médiane se termine sur une ampoule libéro-ligneuse située dans l'extrémité de cette nervure.

La feuille de *Gustavia augusta* possède encore une petite ampoule libéro-ligneuse dans chacune de ses dents marginales. Ces dernières, de même que celle du sommet du limbe, sont, chez la feuille adulte, coupées par une cicatrice subéreuse partant du milieu du bord supérieur de la dent.

b. Gustavia Marcgraaviana Miers, *G. pterocarpa* Poit. (1)

Deux espèces seulement parmi les Lécythidées étudiées se rapportent au type *Gustavia augusta*, ce sont *G. Marcgraaviana* et *G. ptero-*

(1) Nous rappelons que pour la comparaison ci-dessous nous n'employons que des feuilles d'un développement *moyen*. Nous laissons intentionnellement de côté, d'une part, toutes celles qui auraient accidentellement un développement exagéré, et, d'autre part, celles qui, soit en raison du niveau de leur insertion sur la tige (région pérulaire ou région florale), soit accidentellement, présenteraient une réduction plus ou moins accusée.

carpa. Les systèmes libéro-ligneux foliaires de ces trois espèces ne semblent guère différer entre eux que par leur plus ou moins grand développement, développement qui *n'est pas en rapport absolu* avec la taille des feuilles (1).

α. Une section transversale de la base de la feuille permet d'indiquer rapidement les différences spécifiques. Sur cette section, le système foliaire de *G. pterocarpa* se montre relativement peu développé ; il ne comprend que *deux* faisceaux postérieurs, *cinq* ou *sept* faisceaux principaux, dont trois seulement sont gros, et *un seul* rang de faisceaux antérieurs. En outre, tandis que chez les deux autres espèces il existe toujours au milieu de la bande primo-antérieure un large faisceau annulaire, celui-ci manque chez *G. pterocarpa*.

La section basilaire de la feuille de *G. Marcgraaviana* est grande, élargie tangentiellement et prolongée latéralement dans de larges expansions lamelleuses ; elle diffère donc sensiblement de celle de *G. augusta*, qui est presque arrondie et pourvue seulement de deux petites ailes. En outre, tandis que les faisceaux antérieurs de *G. augusta* ne sont répartis habituellement que sur *deux* rangs, ceux de *G. Marcgraaviana* sont distribués sur *trois* rangs. Les faisceaux du rang tertio-antérieur sont aussi nombreux que ceux des autres rangs, mais ils sont plus petits.

β. La rentrée dans la tige des faisceaux du système foliaire rappelle, chez tous les *Gustavia*, celle que nous avons décrite chez *G. augusta*. Les faisceaux tertio-antérieurs de *G. Marcgraaviana* rentrent, à la base de la feuille, dans le rang secondo-antérieur et dès lors ce cas spécial se trouve ramené à la disposition décrite. Les deux faisceaux postérieurs de *G. pterocarpa* rentrent dans les faisceaux principaux *dès la base de la feuille*, par suite la tige ne possède qu'un seul rang de faisceaux corticaux. Ceux-ci sont eux-mêmes, en raison de la réduction de tout le système foliaire, beaucoup moins nombreux et beaucoup moins gros que ceux des deux autres espèces de *Gustavia*. Sous ce rapport, une section

(1) *Gustavia augusta :* feuille pétiolée, longue de 0,28c à 0,30c, large de 0,07c à 0,08c. — *G. Marcgraaviana :* feuille sessile, longue de 0,20c -0,24c, large de 0,07c - 0,08c. — *G. pterocarpa :* feuille sessile, longue de 0,19c -0,21c, large de 0,06c -0,07c.

internodale de *G. pterocarpa*, prise dans un rameau distique, ressemble beaucoup à celle des Lécythidées proprement dites.

Quant aux rapports qui unissent les divers systèmes foliaires dans la tige de chacune de ces trois espèces de *Gustavia*, ils varient en même temps que la symétrie elle-même de la tige ; c'est d'ailleurs là un fait que nous avons déjà observé chez *G. augusta*. Mais chaque système comprend toujours *trois* faisceaux qui *rentrent dans la couronne normale*, les autres descendant dans le parenchyme cortical. Ces derniers restent *à tous les niveaux* indépendants de cette couronne normale et ils ne se terminent inférieurement que sur des faisceaux corticaux ou sur des faisceaux qui traversent l'écorce.

γ. La façon dont les faisceaux pénètrent dans la nervure médiane et leur parcours le long de cette nervure rappellent beaucoup ceux que nous avons décrit chez *G. augusta*. Il en résulte qu'une section pratiquée aux $\frac{3}{4}$ de cette nervure ne montre plus que 1, 2 ou 3 petits faisceaux antérieurs et un faisceau principal. Ce dernier est relativement gros chez *G. Marcgraaviana;* il est annulaire aplati et presque toujours flanqué de deux petits faisceaux latéraux.

La feuille des trois espèces renferme des terminaisons libéroligneuses en pointe libre dans la région lamelleuse du limbe et des terminaisons en ampoule à la base de la dent terminale et des dents marginales.

B. — *a. Couratari guianensis* Aubl. (1).

Distribution des faisceaux libéro-ligneux sur une section transversale du Pétiole (2). — La section transversale du pétiole de *C. guianensis* ne possède que deux rangs de faisceaux libéroligneux, le rang *principal* et le rang *antérieur*, (B), fig. 4.

(1) Les feuilles du rameau étudié étaient distiques.

(2) Pour faciliter la comparaison entre les parcours des diverses espèces étudiées, nous supposerons toujours, de même que chez *G. augusta*, que le système foliaire étudié appartient à la sixième feuille.

10 (ou 11) faisceaux occupent le rang principal ; ce sont, de gauche à droite :

VI5*g* (1), VI4*g*, VI3*g*, VI2*g*, VI1*g*, VI, VI1*d*, VI2*d*, VI3*d*, VI4*d*, VI5*d*.

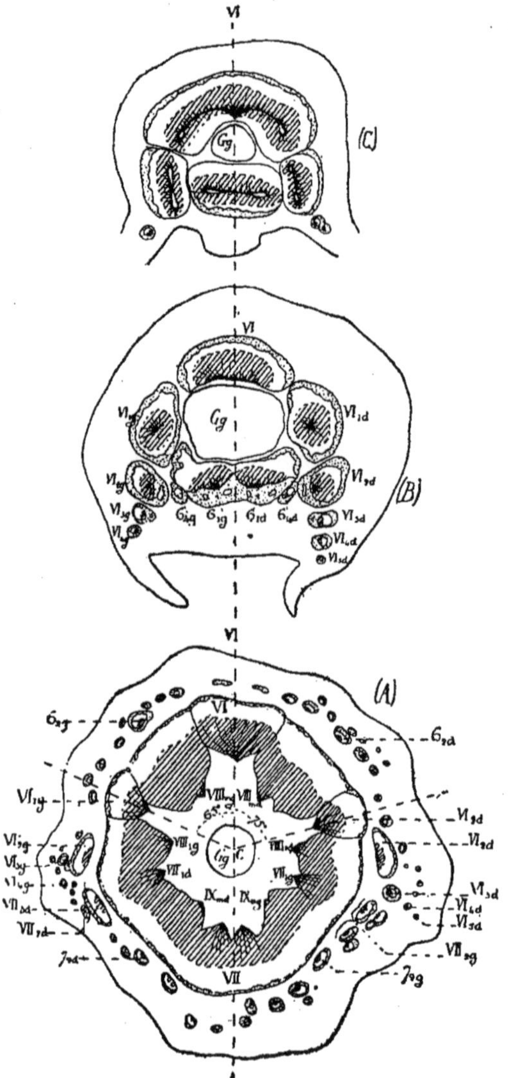

Fig. 4. *Couratari guianensis*. (A) Section transversale de l'entre-nœud VI (voir fig. 5, p. 350). — (B) Section transversale du pétiole de la feuille VI. — (C) Section transversale pratiquée vers le milieu de la nervure principale. — Même numérotation des faisceaux que pour la fig. 1, p. 335 ; *Gg*, canal glandulaire.

(1) Ce faisceau peut manquer, ce qui réduit à 10 le nombre des faisceaux du rang principal.

4 faisceaux seulement composent le rang antérieur; ce sont: 1° les gros faisceaux 61_g et 61_d situés contre la face antérieure des faisceaux $VI1_g$ et $VI1_d$, et généralement presque accolés l'un à l'autre dans le plan antéro-postérieur; 2° les petits faisceaux 64_g et 64_d situés contre la face intérieure des faisceaux $VI2_g$ et $VI2_d$.

Distribution des faisceaux libéro-ligneux sur une section moyenne de l'entre-nœud VI, (A), fig. 4. — α. La couronne libéro-ligneuse renferme au moins 8 faisceaux foliaires. En avant et en arrière dans le plan VIC se trouvent les faisceaux VI et VII; à gauche et à droite du faisceau VI sont les faisceaux $VI1_g$ et $VI1_d$ dont les lignes de symétrie font avec la sienne un angle de 65° à 75°; à gauche et à droite du faisceau VII et à 65°-75° de lui se trouvent les faisceaux $VII1_d$ et $VII1_g$. Enfin, de chaque côté et près du faisceau VI, on distingue deux petits faisceaux VIII_{mg} et VIII_{md}.

β. Le parenchyme cortical renferme 15 faisceaux intérieurs et un assez grand nombre de faisceaux extérieurs. Les faisceaux intérieurs sont :

Les faisceaux 62_g et 62_d situés en avant, à gauche et à droite du faisceau VI;

Les faisceaux $VI2_g$, $VI3_g$, $VI4_g$, situés à gauche et $VI2_d$, $VI3_d$, $VI4_d$ situés à droite. Ces faisceaux sont rangés sur les prolongements de l'arc auquel appartiennent $VI1_g$, VI et $VI1_d$;

Les faisceaux 72_g et 72_d situés en arrière, à gauche et à droite du faisceau VII;

Les faisceaux $VII2_d$ et $VII3_d$ situés en face de $VII1_d$, et les faisceaux $VII2_g$, $VII3_g$ situés en face de $VII1_g$.

Les faisceaux extérieurs sont surtout situés dans la moitié antérieure de la section. Ils sont beaucoup plus petits que les précédents et souvent réduits à un petit paquet de fibres.

Parcours des faisceaux entre la section pétiolaire et la section internodale, (A), fig. 5. — Si l'on suit les faisceaux libéro-ligneux depuis la section pétiolaire jusqu'à la section internodale, on voit que :

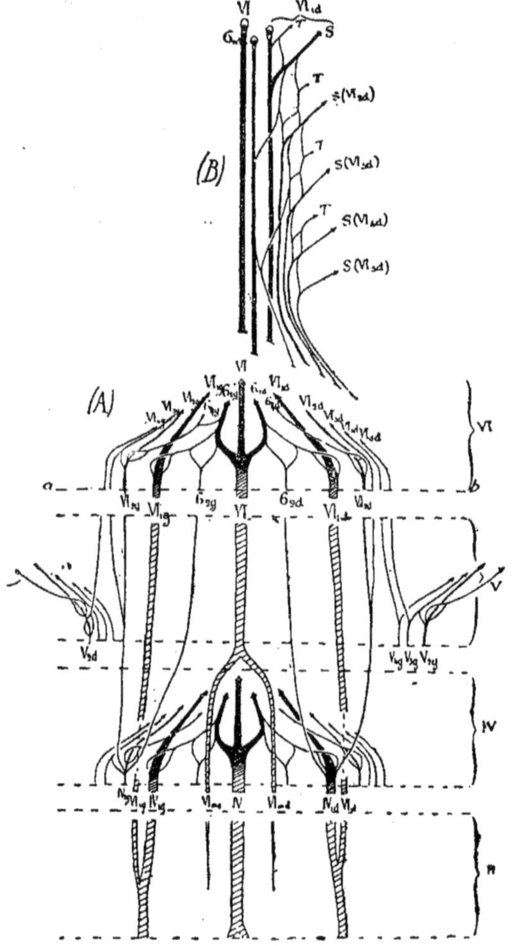

Fig. 5. Parcours des faisceaux dans le système libéro-ligneux foliaire de *C. guianensis*. — (A) Partie du système situé au-dessous de la section pétiolaire (même numérotation des faisceaux que dans la fig. 4, p. 348). — Les faisceaux postérieurs n'ont pas été figurés ; les faisceaux corticaux sont teintés en noir ; les faisceaux de la couronne portent des hachures. — (B) Parcours dans la base de la nervure principale. S, T, faisceaux sortant dans les nervures secondaires et tertiaires.

1° Les faisceaux principaux VI4*g*, VI3*g*, VI2*g*, VI1*g*, VI, VI1*d*, VI2*d*, VI3*d*, VI4*d*, VI5*d*, descendent vers la tige et y pénètrent sans subir de modifications ; ces faisceaux viennent occuper chacun sur la section transversale internodale, (A), fig. 4, la position de même nom ;

2° Le faisceau antérieur 61*g* se divise, au bas du pétiole, en deux branches dont l'une, la plus grosse, représente le véritable faisceau $61g$ et vient s'accoler au bord gauche du faisceau VI, au moment où celui-ci rentre dans la couronne normale. La seconde branche représentant le faisceau $63g$ se dirige vers le faisceau $VI1g$, puis se divise en deux lobes qui s'accolent sur les bords de ce faisceau au moment où il rentre dans la couronne normale. Au niveau du nœud, il se forme un faisceau $62g$ par la réunion d'une branche détachée de $61g$ et d'une branche détachée de $63g$. Le faisceau $62g$ descend verticalement dans le parenchyme cortical jusqu'à la section internodale (1) ;

Le faisceau $64g$ se rapproche en descendant du faisceau $62g$ et se divise, à la base du nœud, en deux lobes qui s'accolent aux bords de ce faisceau.

Le parcours des faisceaux $61d$, $64d$, situés à droite du plan de symétrie de la feuille, est identique à celui des faisceaux $61g$, $64g$, mais il lui est symétrique ;

3° La plupart des faisceaux du système foliaire émettent au moment où ils pénètrent dans la tige de petits faisceaux qui descendent verticalement dans la partie extérieure du parenchyme cortical. Ce sont eux qu'on retrouve dans cette même région sur la section internodale. Ces faisceaux correspondent évidemment aux faisceaux *postérieurs* de *Gustavia augusta*, mais chez *Couratari guianensis* ils ne s'isolent des faisceaux principaux qu'au moment où ceux-ci pénètrent dans la tige, tandis que chez *Gustavia augusta* ils sont déjà isolés dans la nervure médiane.

La gaîne scléreuse qui enveloppe les faisceaux du pétiole devient moins épaisse dans la base de cet organe. Dans la tige, il n'en subsiste que la partie extérieure.

Terminaison inférieure des faisceaux du système foliaire VI. — α. Le faisceau VI de la couronne normale descend verticalement jusqu'à la partie supérieure du nœud IV, dont le faisceau IV est situé dans le même plan. A ce niveau, il se divise en deux branches égales qui s'écartent l'une de l'autre puis s'établissent de chaque côté du faisceau IV. Ces branches diminuent peu à peu d'importance

(1) Il résulte de ce parcours que le faisceau $61g$ du pétiole de *C. guianensis* est dû à l'accolement des faisceaux $61g$, $62g$, $63g$ de *Gustavia augusta*.

en descendant, puis enfin disparaissent par extinction et sans s'accoler à aucun autre faisceau.

Les faisceaux VI1*g* et VI1*d* descendent à peu près verticalement et viennent s'accoler, au-dessous du nœud IV, au bord extérieur des faisceaux IV1*g* et IV1*d*.

β. Les faisceaux 62*g* et VI2*g* descendent dans le parenchyme cortical et s'accolent dans le nœud IV aux bords du faisceau IV2*g*. Les faisceaux 62*d* et VI2*d* s'accolent de même aux bords du faisceau IV1*d* (1).

Les faisceaux VI3*g* et VI3*d* se jettent, au nœud V, sur les faisceaux VI2*g* et VI2*d*.

Le faisceau VI4*g* se divise, au nœud V, en deux branches qui s'accolent aux bords du faisceau 52*d*. Les faisceaux VI4*d* et VI5*d* se jettent respectivement, au nœud V, sur les faisceaux V4*g* et V2*g*.

γ. Les petits faisceaux corticaux postérieurs de la section internodale descendent dans le parenchyme cortical en conservant sensiblement leurs positions relatives. Ceux d'entre eux qui se trouvent aux bords de l'arc foliaire se jettent, au nœud V, sur les faisceaux postérieurs de ce nœud, les autres rentrent généralement dans les faisceaux corticaux intérieurs de l'arc foliaire VI.

Ainsi donc, tous les faisceaux corticaux du système foliaire VI de *C. guianensis* restent corticaux à tous les niveaux et se terminent en s'accolant aux faisceaux corticaux qu'ils rencontrent en descendant. Tous ces faisceaux, de même que ceux de la couronne normale, diminuent peu à peu de taille en descendant.

δ. Le canal gommeux du pétiole se rétrécit sensiblement à la base de cet organe et pénètre dans la moelle de la tige. Il vient rejoindre le canal gommeux médullaire et se fusionner avec lui en descendant.

Parcours des faisceaux au-dessus de la section pétiolaire. Leur pénétration et leur distribution dans le Limbe. — *a.* Les faisceaux

(1) Il existe là une légère différence entre le lieu d'insertion des faisceaux 62*g*, VI2*g* et celui des faisceaux 62*d*, VI2*d*, mais cette différence est due simplement à une légère modification de la symétrie du rameau étudié. Ce cas spécial vient à l'appui de l'opinion que nous avons exprimée (*loc. cit.*) sur la valeur des rapports que contractent entre eux les divers systèmes libéro-ligneux foliaires d'un rameau.

de la section pétiolaire montent vers le limbe et pénètrent directement dans la nervure médiane. Pendant cette marche, les faisceaux principaux se rapprochent les uns des autres sans se fusionner et se disposent sur un arc plus convexe. Les bords du faisceau VI commencent à s'incurver vers l'intérieur. Les faisceaux VI$_{1g}$ et VI$_{1d}$ deviennent concentriques ; les faisceaux VI$_{2g}$ et VI$_{2d}$ présentent une tendance à le devenir. Les deux faisceaux 6$_{1g}$ et 6$_{1d}$ se rapprochent du plan VIC et se réunissent dans ce plan ; ils sont toujours séparés du faisceau VI par le canal gommeux.

Si on suit ce système libéro-ligneux de la base au sommet de la nervure principale on remarque l'accentuation de la tendance qu'ont les faisceaux à devenir concentriques ; en même temps ils s'accolent les uns aux autres latéralement. Il en résulte que le système libéro-ligneux de la nervure médiane n'est plus représenté vers le milieu de sa longueur, que par trois faisceaux libéro-ligneux principaux et un seul faisceau libéro-ligneux antérieur, (C), fig. 4. Des trois faisceaux principaux, les deux latéraux sont annulaires et aplatis radialement. Les bords du médian sont fortement incurvés vers l'intérieur et arrivent presque à se réunir dans le plan antéro-postérieur ; ils forment une bande libéro-ligneuse interne à orientation renversée, *intimement* appliquée contre la face interne du faisceau normal (1). Le faisceau antérieur possède la même structure que les faisceaux principaux latéraux.

Dans la partie supérieure de la nervure médiane, les trois faisceaux principaux se fusionnent en un seul.

Entre le faisceau antérieur et le faisceau principal médian se trouve le canal gommeux. Il persiste jusque vers la base du $\frac{1}{3}$ supérieur de la nervure médiane.

La gaîne scléreuse qui enveloppe les faisceaux du pétiole augmente encore d'épaisseur à la base du limbe, surtout dans les faisceaux antérieurs. Chez ces derniers, elle renferme en outre des cordons de liber mou, analogue à celui que l'on trouve chez certaines Leptos-

(1) Un secteur pris dans un de ces trois faisceaux les montre par suite formés de bois et de liber externe, de bois et de liber interne, c'est-à-dire *bicollatéraux*. Ceci vient à l'appui de l'opinion que j'ai émise antérieurement (*Loc. cit.*, p. 349), sur la valeur morphologique du liber interne des faisceaux bicollatéraux des Mélastomacées et des Myrtacées.

permées. En montant le long de la nervure principale, l'épaisseur d la gaîne fibreuse diminue peu à peu.

b. Le système libéro-ligneux de la nervure médiane émet successivement les faisceaux des nervures latérales. Les faisceaux VI5*d*, VI4*d*, VI3*d*, VI2*d*, sortent ainsi successivement dans les 4 premières nervures latérales secondaires, (B), fig. 5. C'est ensuite le faisceau VI1*d*, puis le faisceau VI qui fournissent les faisceaux des nervures latérales supérieures. Le faisceau de chacune des nervures latérales ainsi formé reçoit en outre : 1° un lobe *l* de la nervure secondaire immédiatement inférieure, et 2° (sauf celui des trois nervures secondaires inférieures du limbe) un faisceau détaché du bord de l'arc libéro-ligneux antérieur de la nervure principale. Sur les petits faisceaux *l* s'insèrent les faisceaux des nervures tertiaires, T.

c. Les faisceaux des nervures secondaires ne comprennent jamais que du tissu libéro-ligneux externe entouré par une gaîne épaisse. Ils ne sont pas accompagnés de canal gommeux.

Terminaison supérieure des faisceaux du système foliaire. — Les petites branches libéro-ligneuses du limbe de *C. guianensis* sont peu sclérifiées. Les dernières ramifications se terminent en pointe libre comme celles de *Gustavia augusta*, mais les éléments trachéens ultimes y sont beaucoup plus larges, leur diamètre pouvant atteindre 0^{mm} 02 et 0^{mm} 03. En outre, ces éléments semblent directement accolés au parenchyme lacuneux.

Le limbe de *C. guianensis* ne porte pas comme celui des espèces précédentes de dents marginales. Il ne renferme pas non plus de terminaisons libéro-ligneuses en ampoule près de son bord.

b. Autres Lécythidées (par comparaison avec *C. guianensis*).

Toutes les Lécythidées proprement dites (Eulécythidées), que nous avons étudiées, nous paraissent devoir être rapportées au type *C. guianensis*.

La section transversale du pétiole de ces espèces montre toujours :

1° un rang plus ou moins convexe de faisceaux *principaux ;* 2° une bande continue formée par la réunion des faisceaux *antérieurs*. Jamais on n'y voit de faisceaux *postérieurs*.

Dans toutes ces espèces, les faisceaux du système foliaire rentrent dans la tige de la même façon que ceux de *C. guianensis,* c'est-à-dire que : 1° les faisceaux antérieurs s'accolent, à la base de la feuille, aux bords des faisceaux principaux, les faisceaux 62*g* et 62*d* restant seuls indépendants et descendant dans le parenchyme cortical ; 2° les 3 faisceaux principaux médians rentrent dans la couronne normale ; 3° les autres faisceaux principaux descendent dans le parenchyme cortical ; 4° de petits faisceaux postérieurs *se détachent, à la base de la feuille*, des faisceaux principaux rentrants (1) ; ils descendent dans le parenchyme cortical sur un rang extérieur à celui qui renferme les faisceaux principaux. Cependant, ces faisceaux postérieurs peuvent manquer chez quelques espèces (*Eschweilera Luschnathii*).

Les rapports contractés par l'extrémité de chacun de ces faisceaux avec ceux des systèmes foliaires sous-jacents sont fréquemment les mêmes que chez *C. guianensis*. Cela tient à ce que, chez toutes les espèces en question, la symétrie de la tige répond assez régulièrement au cycle $\frac{1}{2}$.

La pénétration du système libéro-ligneux foliaire dans le limbe et son parcours dans la nervure médiane rappellent également ceux de *C. guianensis*. Toutefois, la forme de chacun des faisceaux et leur position relative étant susceptibles de certaines variations, il en résulte que le système libéro-ligneux prend, sur une section transversale de la nervure médiane, un aspect assez variable suivant les espèces. Examinons quelques-unes de ces variations sur une section pratiquée aux $\frac{3}{4}$ de la longueur du limbe.

Sur une telle section le système libéro-ligneux de *Lecythis racemiflora* et celui de *Bertholletia excelsa* diffèrent à peine de celui de *C. guianensis*. Celui d'*Eschweilera longipes,* fig. 20, pl. x, comprend, comme sur la section pétiolaire, un rang de faisceaux principaux et

(1) D'autres fois, ces faisceaux postérieurs apparaissent brusquement au milieu du parenchyme cortical de la base du pétiole. D'abord très grêles, ils grossissent un peu à mesure qu'on les observe en descendant dans la tige. C'est le même fait que nous avons déjà indiqué dans la nervure médiane de *Gustavia augusta*.

une bande antérieure, mais le tout beaucoup plus réduit. En outre, les 3 faisceaux principaux médians sont pourvus chacun, sur sa face interne, d'une très petite bande libéro-ligneuse à orientation renversée, ou même simplement de quelques groupes d'îlots libériens (1); ces 3 faisceaux médians sont quelquefois réunis en 1 seul faisceau large et bicollatéral. Chez *Eschweilera subglandulosa*, même dispositif que dans l'espèce précédente, mais en outre la bande des faisceaux antérieurs tend à incurver ses bords vers la face supérieure du limbe, tandis que la bande fibreuse qui garnit sa face interne prend une grande épaisseur. Ce dernier caractère est surtout accentué chez *Eschweilera Luschnathii*, chez qui la gaîne forme une petite bande allongée perpendiculairement à la face supérieure de la nervure. Dans la nervure de *Chytroma Idatimon*, fig. 19, pl. x, et de *Lecythis corrugata*, on retrouve encore cette petite bande fibreuse verticale, mais plus longue et plus large. Le faisceau principal de ces deux dernières espèces est très fortement convexe.

Les faisceaux des nervures secondaires de toutes les espèces se détachent du système libéro-ligneux de la nervure médiane de la même façon que dans la feuille de *Couratari guianensis*, mais il peut arriver que le faisceau des plus grosses de ces nervures prenne, au moins à leur base, la forme concentrique ou annulaire (*Lecythopsis rufescens*).

De même que chez *C. guianensis*, les terminaisons libres du système libéro-ligneux dans le limbe diffèrent de celles de *Gustavia augusta;* elles sont caractérisées par leurs éléments très larges et à parois lisses ou presque lisses.

Nous donnons, pour *Lecythis ollaria*, les figures correspondantes à celles de *C. guianensis*, fig. 6 et 7, afin de bien montrer, par la comparaison de deux genres différents, combien les ressemblances du système foliaire sont grandes chez les diverses Lécythidées. *L. ollaria* est cependant à première vue assez différent de *C. guianensis*. Une section de son pétiole ne rencontre que 5 faisceaux principaux et 2 faisceaux antérieurs.

Mais la comparaison des systèmes foliaires complets laisse entrevoir que les petits faisceaux principaux marginaux de *L. ollaria* VI2*g* et VI2*d*, pourraient bien en réalité correspondre chacun à 3 faisceaux de *C. guianensis* (VI2*g* + VI3*g* + VI4*g*) et (VI2*d* + VI3*d*

(1) Donnant au faisceau l'aspect d'un faisceau bicollatéral.

+ VI4d). D'autres particularités se montrent encore dans la forme du système foliaire de *L. ollaria*. Tels sont l'étroitesse des faisceaux

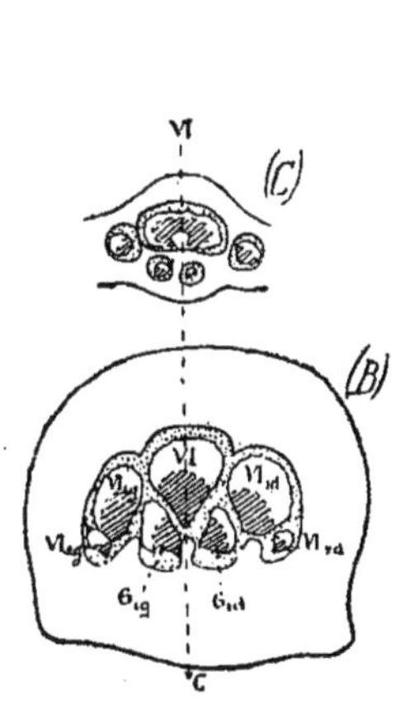

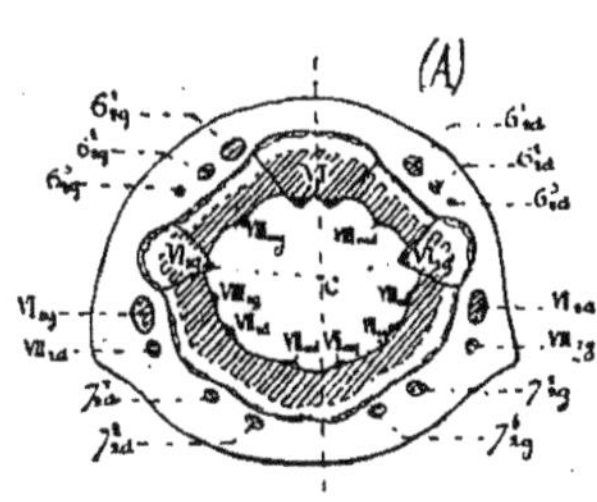

Fig. 6. *Lecythis ollaria.* (A) Section transversale de l'entre-nœud VI. — (B) Section du pétiole de la feuille VI. — (C) Section transversale pratiquée vers le milieu de la nervure principale. (Comparer à la fig. 4, p. 348).

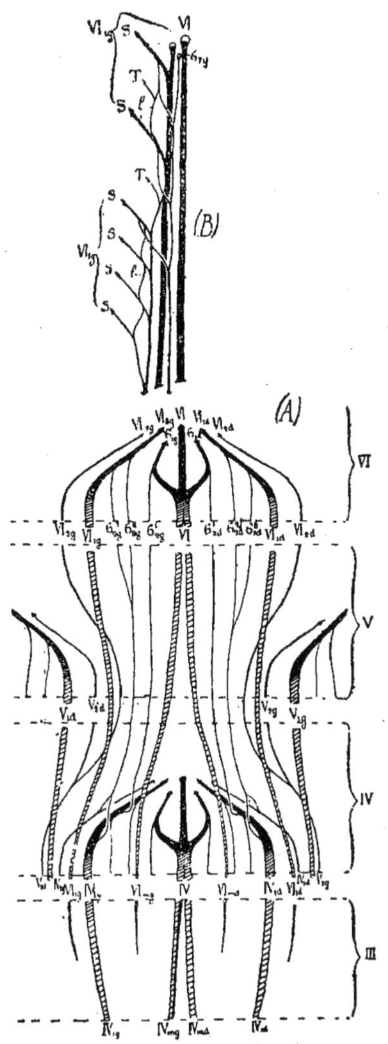

Fig. 7. Parcours des faisceaux dans le système foliaire de *L. ollaria*. (Comparer à la fig. 5, p. 350).

en général, la dichotomie lente du faisceau médian VI dans la tige, le reploiement en arrière des bords du système, reploiement qui amène les faisceaux $VI2g$ et $VI2d$ en arrière des faisceaux $VI1g$ et $VI1d$, etc. Mais toutes ces particularités, pour être utilisées sérieusement en vue de la classification, devraient être étudiées par comparaison sur un grand nombre d'espèces ; or, les trop peu nombreux matériaux dont nous avons pu disposer ne nous ont pas permis de faire un tel travail. Ajoutons cependant que les systèmes libéro-ligneux de *L. lanceolata* et de *Cariniana brasiliensis* ressemblent beaucoup à celui de *L. ollaria ;* le premier renferme 7 faisceaux, le second 5 seulement ; en outre, ceux-ci sont rangés sur une ligne et non sur un arc. Nous avons montré antérieurement, p. 324, que les terminaisons libéro-ligneuses établies à l'intérieur du limbe ressemblaient plus dans ces trois espèces à celles de *G. augusta* qu'à celles des autres Lécythidées. Nous ajouterons que toutes trois ont des feuilles dont les bords dentés reçoivent, comme ceux de *G. augusta*, des terminaisons libéro-ligneuses en ampoule et que cette particularité ne se retrouve chez aucune autre des Lécythidées étudiées.

C. — *a. Barringtonia macrocarpa* Hassk. (1).

Distribution des faisceaux libéro-ligneux sur une section transversale du pétiole VI (2). — Une section transversale du pétiole de *B. macrocarpa* rencontre 3 rangs de faisceaux qui sont, (B) fig. 8 :

4 faisceaux postérieurs (3), $62g$, $61g$, $61d$, $62d$,

9 faisceaux principaux, $VI4g$, $VI3g$, $VI2g$, $VI1g$, VI, $VI1d$, $VI2d$, $VI3d$, $VI4d$,

4 faisceaux antérieurs, $63g$, $61g$, $61d$, $63d$.

Distribution des faisceaux libéro-ligneux sur une section trans-

(1) La tige de *B. macrocarpa* est alterne. Les feuilles sont le plus souvent distribuées sur cette tige suivant le cycle $\frac{2}{5}$.

(2) Voir la note 2, page 347.

(3) Dans quelques échantillons ces faisceaux étaient un peu plus nombreux.

versale de l'entre-nœud VI, (A) fig. 8, (1). — La couronne libéro-ligneuse normale ne renferme qu'un petit nombre de faisceaux foliaires. Parmi ceux-ci, un seul est notablement plus que les autres caractérisé comme faisceau sortant, c'est le faisceau VI.

Les faisceaux corticaux sont nombreux. Nous rappelons que toujours leur *bois est extérieur* et leur *liber intérieur*. Parmi ces faisceaux, ceux qui appartiennent au système foliaire VI sont

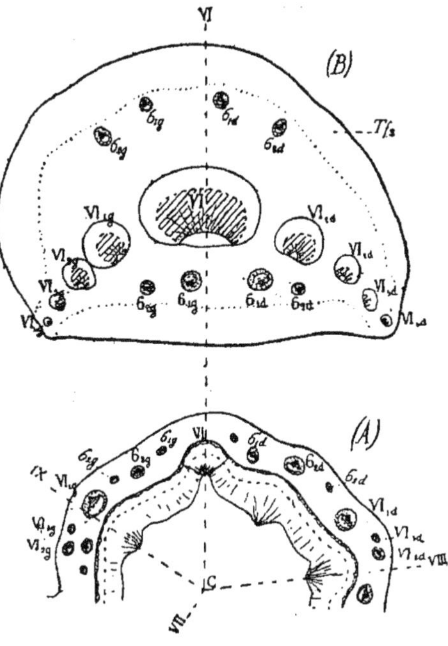

Fig. 8. *Barringtonia macrocarpa*. (A) Section transversale de l'entrenœud VI ; (B) Section transversale du pétiole de la feuille VI — VI, VI_{1g}, VI_{1d}, . . . , faisceaux principaux de la feuille VI ; *6*, ... , faisceaux postérieurs : 6, ... , faisceaux antérieurs.

Errata. Sur la section internodale, lire VI_{4g} et VI_{4d} au lieu de VI_{3g} et VI_{3d}. — Sur la section pétiolaire, lire 6_{3g} et 6_{3d} au lieu de 6_{2g} et 6_{2d}.

(1) Nous croyons que la comparaison du parcours des faisceaux dans la tige de *G. augusta*, de *Couratari guianensis* et de *Lecythis ollaria*, démontre suffisamment combien les rapports de position et les contacts des faisceaux y sont essentiellement variables en même temps que la symétrie du rameau, pour qu'il soit nécessaire d'y insister davantage. Aussi, pour abréger, nous bornerons-nous ici à décrire la forme du système foliaire considéré isolément, et laisserons-nous de côté le détail des anastomoses qui terminent inférieurement chacun de ses faisceaux. Mentionnons cependant que l'insertion des systèmes foliaires dans le rameau étudié de *B. macrocarpa* différait de toutes celles que nous avons précédemment décrites ou figurées ; elle différait également de celle de *B. acutangula* (*loc. cit.*, *Assoc. franç.*, fig. 4).

Ne décrivant le parcours des faisceaux que dans le système foliaire VI, nous nous abstiendrons de nommer les autres faisceaux de la section internodale.

tous situés dans la région corticale qui avoisine le faisceau VI. Ce sont :

A droite du faisceau VI,

Le faisceau VI1*d* à environ 45° du faisceau VI,

Le faisceau VI2*d* plus latéral que précédent,

Le très petit faisceau VI4*d*, extérieur au faisceau VI2*d* ;

A gauche du faisceau VI,

Les faisceaux VI1*g*, VI2*g*, VI4*g*, symétriques des précédents par rapport au plan de symétrie de la feuille VI.

D'autres faisceaux, plus petits, occupent un arc compris entre VI1*g* et VI1*d* et postérieur à VI. Ce sont de gauche à droite :

62*g*, 62*g*, 61*g*, 61*d*, 62*d*, 62*d*, parmi lesquels les médians peuvent être représentés chacun par plusieurs lobes.

Tous les autres faisceaux corticaux de la section appartiennent aux systèmes foliaires des feuilles supérieures.

Parcours des faisceaux entre la section basilaire de la feuille et la section internodale, (A) fig. 9. — *a*. Lorsqu'on suit, en descendant, les faisceaux principaux de la section basilaire de la feuille, on voit :

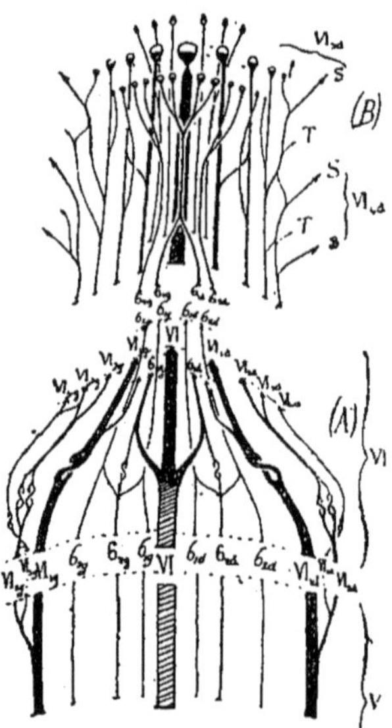

Fig. 9. Parcours des faisceaux dans le système libéro-ligneux foliaire de *Barringtonia macrocarpa*. Mêmes explications que pour la fig. 2, p. 339. — Les boucles indiquent les niveaux où les faisceaux rentrant dans la tige tournent sur eux-mêmes.

Erratum. Lire VI4*g* et VI4*d*, au lieu de VI3*g* et VI3*d*, au niveau de la section internodale, 63*g* et 63*d*, au lieu de 62*g* et 62*d*, au niveau de la section pétiolaire.

1° Que le faisceau médian VI, reçoit sur ses bords les faisceaux $61g$, $61d$, puis rentre directement dans la couronne normale ;

2° Que tous les autres faisceaux principaux deviennent corticaux dans la tige.

Les faisceaux $\mathrm{VI}1g$ et $\mathrm{VI}1d$ rentrent dans la tige en s'écartant du faisceau VI. Ils *tournent* ensuite brusquement sur eux-mêmes, de telle sorte que leur orientation, normale dans la feuille, *devient inverse* dans la tige. Ils descendent ensuite à peu près verticalement dans le parenchyme cortical.

Les faisceaux $\mathrm{VI}2g$, $\mathrm{VI}3g$, d'une part, $\mathrm{VI}2d$, $\mathrm{VI}3d$, d'autre part, s'accolent rapidement deux à deux, à la base de la feuille. Mais ils se séparent de nouveau dans le nœud pour y subir chacun une torsion qui amène leur bois vers l'extérieur. La torsion effectuée, ils s'accolent de nouveau. Il est à remarquer que la torsion de chacun de ces faisceaux se fait symétriquement par rapport à l'autre dans la même paire.

Les faisceaux $\mathrm{VI}4g$ et $\mathrm{VI}4d$ pénètrent dans la tige en conservant leur position marginale dans le système foliaire. Puis après avoir subi une torsion semblable à celle des faisceaux précédents, ils se rapprochent du plan de symétrie de la feuille VI et viennent se placer respectivement *derrière* les faisceaux $\mathrm{VI}3g$ et $\mathrm{VI}3d$, au bord extérieur desquels ils ne tardent pas à s'accoler.

Un peu plus bas, le long de l'entre-nœud VI, le faisceau $\mathrm{VI}2g$ renforcé des faisceaux $\mathrm{VI}3g$, $\mathrm{VI}4g$, et le faisceau $\mathrm{VI}2d$ renforcé des faisceaux $\mathrm{VI}3d$, $\mathrm{VI}4d$, s'accolent respectivement au bord des faisceaux $\mathrm{VI}1g$, $\mathrm{VI}1d$. Dès lors, le système foliaire ne compte plus que 3 faisceaux principaux dont le médian appartient à la couronne normale, et les latéraux demeurent dans l'écorce.

b. Les faisceaux antérieurs $61g$, $61d$ de la section pétiolaire, pénètrent directement dans la tige, puis se divisent chacun en deux branches dont l'une s'accole au bord correspondant du faisceau VI, et dont l'autre ($62g$, $62d$) reste libre. Celle-ci traverse radialement le rang des faisceaux principaux et lui *devient postérieure* dans la base du nœud. Elle subit alors *une torsion* qui amène son bois vers l'extérieur. Les deux faisceaux $62g$ et $62d$ descendent ensuite verticalement dans le parenchyme cortical.

Les faisceaux $63g$, $63d$ s'accolent au bord correspondant des faisceaux $VI1g$ et $VI1d$, au-dessus du niveau de leur torsion.

c. Quant aux faisceaux postérieurs, ils descendent directement de la feuille dans la tige, en conservant sensiblement leurs positions relatives. Déjà orientés bois en dehors dans la feuille, ils ne subissent aucune torsion à leur rentrée dans la tige. Ordinairement ils se divisent plus ou moins dans le nœud et s'envoient des anastomoses de l'un à l'autre, constituant ainsi en arrière des faisceaux principaux une sorte de petit réseau tangentiel à mailles irrégulières. Les faisceaux $62g$ et $62d$, devenus postérieurs dans la tige, se sont joints à ce réseau et reçoivent à ce titre des anastomoses des autres faisceaux postérieurs.

A aucun des niveaux inférieurs les faisceaux corticaux du système foliaire VI *ne contractent de rapports directs avec les tissus de la couronne libéro-ligneuse normale.* Ils se terminent tous inférieurement, soit en se jetant les uns sur les autres, soit en s'accolant aux faisceaux corticaux ou aux faisceaux rentrants des feuilles inférieures.

Parcours des faisceaux au-dessus de la section pétiolaire. Leur pénétration et leur distribution dans le limbe, (B) fig. 9. — Le parcours des faisceaux dans la nervure médiane est, dans ses grandes lignes, celui que nous avons décrit chez les Lécythidées. C'est aussi de la même façon que s'opèrent les sorties des faisceaux principaux, antérieurs et postérieurs dans les nervures latérales.

a. Nous devons faire remarquer cependant que le système des faisceaux antérieurs, peu important dans la base de la feuille, s'accroît en montant. En effet, non seulement les faisceaux déjà existants se dédoublent, mais encore ils sont renforcés à divers niveaux par des cordons détachés des faisceaux principaux. Il y a de cette façon formation de 10 à 12 faisceaux antérieurs. Ceux-ci d'abord régulièrement distribués sur un rang, se rapprochent ensuite du plan de symétrie de la feuille et s'y fusionnent en un petit nombre de cordons qui se distribuent irrégulièrement sur 2 ou 3 rangs. Cette dernière disposition s'observe facilement sur une section pratiquée vers le milieu de la nervure médiane. Plus haut encore, la puissance du système antérieur diminue peu à peu et une section pratiquée aux $\frac{3}{4}$ de la nervure n'en rencontre habituellement plus un seul.

Aucune des nervures latérales ne possède de faisceaux antérieurs distincts. Ceux qui sortent de la nervure principale dans les nervures latérales s'y accolent immédiatement aux bords du faisceau principal.

b. Les faisceaux principaux d'abord nettement isolés les uns des autres sur la section pétiolaire, se rapprochent peu à peu du plan de symétrie de la feuille, puis se soudent successivement les uns aux autres. En même temps, les faisceaux qui résultent de ces fusions deviennent plus ou moins *annulaires*, s'ils sont gros, plus ou moins *concentriques*, s'ils sont petits.

c. Les faisceaux postérieurs, de même que les faisceaux antérieurs, se dédoublent en montant. Aussi voit-on tout d'abord leur nombre augmenter peu à peu. En même temps, ils se distribuent sur plusieurs rangs, de telle sorte que ceux des rangs extérieurs, qui se sont détachés des bords de ceux du rang intérieur, sont plus petits qu'eux et alternent avec eux. Plus haut encore ces faisceaux des rangs extérieurs viennent se replacer dans les rangs intérieurs et reconstituer un seul arc postérieur. Au milieu de la feuille, l'arc postérieur peut renfermer encore une douzaine de faisceaux. Plus haut, ces faisceaux tendent à s'écarter du plan de symétrie de la nervure ; en même temps, ceux qui sont latéraux deviennent, grâce à des anastomoses, un peu plus gros que les médians. Ces faisceaux postérieurs s'épuisent successivement, de même que chez les Lécythidées, soit par des sorties dans les nervures latérales, soit par accolement aux faisceaux principaux, soit par extinction libre ; mais, contrairement à ceux des Lécythidées, ils persistent *plus longtemps* que les faisceaux antérieurs.

Nous avons montré que tous les faisceaux antérieurs qui sortent de la nervure principale dans une nervure latérale, s'accolent immédiatement aux bords du faisceau principal de cette nervure. Il en est de même habituellement pour les faisceaux postérieurs. Cependant, ceux de ces derniers qui pénètrent dans les plus grosses nervures latérales, y restent *indépendants* du faisceau principal, *inversement orientés* et *postérieurs*.

A tous les niveaux de la nervure médiane et des nervures latérales, les faisceaux principaux et les faisceaux antérieurs sont *normalement* orientés. De même, les faisceaux postérieurs sont partout *inversement* orientés.

La ramification du système libéro-ligneux dans le limbe de *B. macrocarpa* diffère peu de celle de *Gustavia angusta*. On peut même dire qu'elle lui ressemble davantage que celle de la plupart des Lécythidées elles-mêmes. A part les quelques petits faisceaux postérieurs qui se rencontrent dans la base des grosses nervures secondaires, les faisceaux de toutes les branches de cette ramification sont normalement orientés.

Nous avons précédemment décrit, p. 330, les terminaisons du système libéro-ligneux dans le limbe. Nous n'y reviendrons donc pas.

b. Autres Barringtoniées (par comparaison avec *B. macrocarpa*).

Chez toutes les Barringtoniées que nous avons étudiées, le système foliaire nous a paru présenter, dans son ensemble, la forme que nous venons de décrire chez *B. macrocarpa*. Les caractères particulièrement constants, comparés à ceux des Lécythidées, sont : 1° l'existence d'*un seul* faisceau rentrant dans la couronne libéro-ligneuse normale de la tige ; 2° la *torsion* rapide, au niveau du nœud, de tous les faisceaux rentrants dont l'orientation était normale dans la feuille et qui descendent dans l'écorce de la tige ; 3° *l'orientation renversée des faisceaux postérieurs* à tous les niveaux du système foliaire ; 4° dans la comparaison du système des faisceaux antérieurs et du système des faisceaux postérieurs chez une même espèce, *le plus grand développement* et *la plus grande persistance* de ce dernier.

Toutefois, nous avons rencontré, suivant les espèces, des modifications d'ordre secondaire sur lesquelles nous allons donner quelques détails.

a. Les faisceaux principaux constituent la partie du système foliaire dont la puissance et la forme sont certainement les plus constantes (1) dans toute la tribu. Ainsi, dans la base des énormes feuilles de *Barringtonia speciosa* (long. 25-28 cent.), nous n'avons observé que 9 faisceaux principaux de même que dans les petites feuilles de *Stravadium album* (long. 10-12 cent.). Certainement le nombre de ces faisceaux peut varier dans certaines espèces, mais ces variations sont peu fréquentes et peu accentuées.

b. Au contraire, la puissance du système des faisceaux antérieurs et celle des faisceaux postérieurs sont très variables. Nous avons compté une douzaine de faisceaux antérieurs à la base de la feuille de *Stravadium insigne* et de *Barringtonia racemosa*, une quinzaine chez *B. neo-caledonica*, une vingtaine chez *B. speciosa* et *Stravadium integrifolium*. Dans ces trois dernières espèces ils étaient distribués plus ou moins régulièrement sur 2 rangs, les plus petits étant les plus rapprochés de la surface antérieure de la feuille. Vers le milieu de la feuille de *B. racemosa* les faisceaux antérieurs sont réduits à quelques faisceaux un peu plus gros; aux $\frac{3}{4}$ de la nervure, ils sont tous disparus. Le système antérieur persiste un peu plus longtemps chez *B. neo-caledonica*, *B. speciosa* et *S. integrifolium*, nous l'y avons vu représenté encore par 1, 2 ou 3 faisceaux dans la base du quart supérieur de la feuille.

Chez d'autres espèces (*Botryoropsis luzonensis*, *Barringtonia costata*. *B. acutangula*), le système des faisceaux antérieurs est au contraire moins bien développé que chez *B. macrocarpa*. Il n'y est plus représenté que par un seul faisceau dès le milieu de la nervure principale. Les feuilles de *Stravadium album* et de *Fœtidia mauritiana* ne nous ont montré de faisceaux antérieurs *à aucun niveau du système foliaire*.

De même que celles de *B. macrocarpa*, les nervures secondaires de toutes les Barringtoniées sont dépourvues de faisceaux antérieurs distincts.

(1) La comparaison étant faite avec des feuilles *adultes de taille moyenne* dans chaque espèce.

c. Le nombre des faisceaux postérieurs est encore plus variable que celui des faisceaux antérieurs. La base de la feuille de *B. macrocarpa* en possède quelquefois une douzaine qui sont très régulièrement rangés sur un arc postérieur. C'est le cas habituel chez *Stravadium album*, *Barringtonia costata* et *B. intermedia*. Il en existe une quinzaine chez *Stravadium insigne*, *B. neo-caledonica*, *B. racemosa*, et une vingtaine chez *S. integrifolium*, *B. speciosa*. Mais tandis que chez certaines espèces ces faisceaux sont, à tous les niveaux, rangés sur un seul arc, chez d'autres (*S. album*, *S. insigne*, *B. intermedia*, *B. neo-caledonica*. *B. racemosa*), ils sont très nettement, à la base de la feuille, distribués sur deux rangs, quelquefois même sur trois rangs concentriques. D'un rang au suivant les faisceaux sont *très régulièrement alternes*; et ce sont les faisceaux les plus rapprochés de la face postérieure de la feuille qui sont les plus petits. La distribution des faisceaux sur plusieurs rangs disparaît en montant dans la feuille. Quelques espèces (*B. neo-caledonica*, *B. racemosa*, *B. speciosa*), possèdent encore 6 à 7 faisceaux postérieurs dans la base du quart supérieur de la nervure médiane. De même que celles de *B. macrocarpa*, les grosses nervures latérales de *B. intermedia* possèdent habituellement 1 ou 2 faisceaux postérieurs distincts. Nous en avons compté jusqu'à 5 et 6 dans la base des grosses nervures latérales de *B. speciosa* et de *B. neo-caledonica*. Chez toutes les autres Barringtoniées étudiées elles en étaient dépourvues. Chez les Barringtoniées à petites feuilles (*B. acutangula*, *B. costata*, *Botryoropsis luzonensis*), les faisceaux postérieurs ne dépassent pas la moitié de la nervure principale. Ceux de *Fœtidia mauritiana* s'élèvent à peine à quelques millim. au-dessus de la base de la feuille.

J'ai trouvé dans l'herbier Lenormand de Caen un échantillon de *Barringtonia* particulièrement intéressant mais non déterminé et malheureusement non déterminable. Dans cet échantillon chaque feuille, dont la longueur peut atteindre jusqu'à 25 cent., ne reçoit de la tige que 7 faisceaux principaux, et ceux-ci sont relativement de petite taille. Ils ne sont accompagnés *ni de faisceaux antérieurs, ni de faisceaux postérieurs*.

En somme, tandis que le nombre des faisceaux principaux rentrant dans la tige ne varie que dans de très faibles limites, au contraire l'importance des faisceaux antérieurs et postérieurs est excessivement variable. Toutefois, ces variations ne semblent concorder avec la taille de la feuille que dans des limites assez restreintes.

D. — *a. Napoleona imperialis* P.-Beauv. (1).

Distribution des faisceaux libéro-ligneux sur une section basilaire du pétiole VI (2). — Une section transversale pratiquée dans la base du pétiole de la feuille VI de *Napoleona imperialis* ne rencontre que 3 faisceaux ; ce sont, (B), fig. 10 :

VI$_{1g}$, VI, VI$_{1d}$.

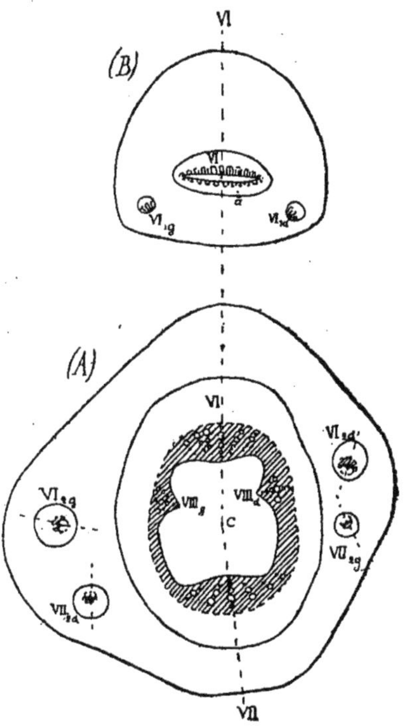

Fig. 10. *Napoleona imperialis.* (A) Section transversale de l'entre-nœud VI; (B) Section transversale du pétiole. — Mêmes explications que pour la fig. 1, p. 335.

Tous trois sont des faisceaux principaux. Les deux latéraux sont

(1) La tige de *N. imperialis* est distique.

(2) Voir la note 2, page 347.

très petits ; le médian est large et annulaire. La section ne rencontre ni faisceaux antérieurs, ni faisceaux postérieurs.

Distribution des faisceaux sur une section tranversale de l'entre-nœud VI, (A) fig. 10.— La couronne libéro-ligneuse ne renferme, à ce niveau, que 4 faisceaux, qui sont :

2 larges faisceaux VI et VII situés aux extrémités d'un même diamètre (1),

2 petits faisceaux VIII*g*, VIII*d*, situés à gauche et à droite du faisceau VI, à environ 70° de lui.

La section internodale rencontre en outre 4 faisceaux corticaux qui sont très rapprochés deux à deux du plan perpendiculaire à celui des faisceaux VI et VII. A gauche se trouvent les faisceaux VI2*g* et VII2*d*, à droite les faisceaux VI2*d* et VII2*g*. Les faisceaux VI2*g* et VI2*d* sont notablement plus gros que les deux autres ; leur orientation est à peu près normale. L'orientation des faisceaux VII2*d* et VII2*g* est telle que leurs plans de symétrie sont sensiblement parallèles au plan CVII.

Parcours des faisceaux entre la section basilaire de la feuille VI et la section internodale VI, (A) fig. 11. — Le faisceau médian VI du pétiole descend directement jusqu'à la section internodale et vient y occuper la position de même nom dans la couronne libéro-ligneuse normale. Le long de ce parcours il subit toutefois les quelques modifications suivantes. Vers la base du pétiole, son anneau libéro-ligneux s'ouvre antérieurement en son milieu, puis les bords ainsi formés s'écartent peu à peu l'un de l'autre, de telle sorte que finalement l'anneau est transformé en un arc libéro-ligneux qui rentre à la façon habituelle dans la couronne normale de la tige. Toutefois, jusqu'au dernier moment, on peut reconnaître la limite entre l'arc externe de l'anneau primitif et les parties, devenues latérales, de son arc antérieur. En somme, la rentrée de ce faisceau médian de *Napoleona* se fait de la même façon que celle

(1) Pour être plus exact nous devrions dire que ces faisceaux se trouvent aux extrémités de deux rayons, qui font habituellement entre eux un angle d'environ 170°.

du système libéro-ligneux foliaire entier des Myrtacées dans les espèces où ce système comprend un arc postérieur et deux massifs antérieurs (*l. c.*, p. 397).

Le faisceau VI_{1g} descend jusqu'à la base du pétiole à peu près

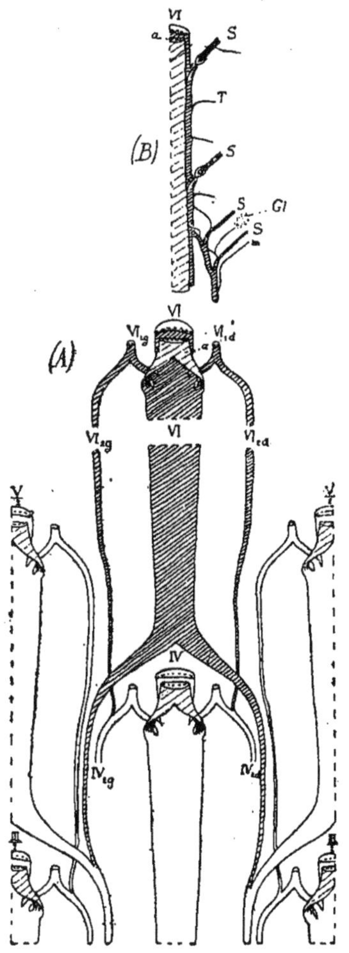

Fig. 11. — Parcours des faisceaux dans le système libéro-ligneux foliaire de *N. imperialis*. — Mêmes explications que pour la fig. 5, p. 350.

On n'a pas oublié les faisceaux corticaux des autres.

parallèlement au faisceau VI. A ce niveau il se divise en une branche extérieure qui s'écarte rapidement du faisceau VI et une branche intérieure qui s'en rapproche. Celle-ci s'accole ensuite à ce faisceau en s'intercalant entre le bord de son arc externe et le bord correspondant de son arc interne. La branche extérieure vient occuper la position VI2*g* de la section internodale.

Le parcours du faisceau VI1*d* est symétrique de celui de VI1*g* par rapport au plan foliaire VI.

Terminaison inférieure des faisceaux du système foliaire VI. — Le faisceau VI descend verticalement, sans subir de déviations et en diminuant peu à peu de taille jusqu'au nœud IV, dont la feuille est située verticalement au-dessous de la feuille VI. A la partie supérieure de ce nœud, il se divise en deux branches égales, VI*g*, VI*d*, qui s'écartent à droite et à gauche du système foliaire rentrant; ces branches descendent ensuite verticalement le long de l'entre-nœud IV. Elles se terminent, au nœud III, en s'accolant respectivement aux branches V*d*, V*g*, qui viennent de s'y former de la même façon qu'elles par dichotomie du faisceau médian de la feuille V.

Les faisceaux corticaux VI2*g*, VI2*d*, descendent à peu près verticalement mais en diminuant de taille jusqu'au nœud IV. A ce niveau ils se rapprochent du plan foliaire VI et s'accolent aux faisceaux corticaux rentrants IV2*g* et IV2*d*. Il est à remarquer qu'entre les nœuds VI et IV, les faisceaux corticaux VI subissent une *torsion sur eux-mêmes*. En effet, leur orientation à peu près normale, au nœud VI, change peu à peu en descendant, au point que, dans l'entre-nœud V, leurs plans de symétrie soient devenus *parallèles au plan foliaire VI*. Cette torsion rappelle donc celle des faisceaux corticaux des Barringtoniées, mais jamais elle n'est, comme chez ces dernières, suffisamment complète pour que l'orientation des faisceaux corticaux devienne renversée. En outre elle se fait lentement.

Parcours des faisceaux au-dessus de la section pétiolaire. Leur distribution dans le limbe, (B) fig. 11. — Le faisceau médian de la section pétiolaire pénètre directement dans la nervure médiane. Dans ce parcours, la couronne de ce faisceau s'aplatit en formant une double bande libéro-ligneuse qui simule un large faisceau bicollatéral, fig. 43, pl. XIII.

A partir de la section basilaire du pétiole chacun des faisceaux latéraux, VI_{1g} et VI_{1d}, se rapproche insensiblement du faisceau médian. Chemin faisant il émet, vers le bord du pétiole, d'abord un lobe très grêle qui sort plus haut dans une très petite nervure marginale, *m*, puis un lobe un peu plus gros qui pénètre dans une seconde nervure, S, peu distante de la précédente et qui semble, à première vue, être la vraie nervure marginale. Ensuite chacun des faisceaux latéraux, continuant, dans la base de la nervure principale, à se rapprocher du faisceau médian, ne tarde pas à se diviser en deux branches égales dont l'une pénètre dans la première nervure secondaire (1), tandis que l'autre vient s'accoler au bord du faisceau médian (entre le bord de son arc extérieur et le bord correspondant de son arc antérieur). A partir de ce niveau donc la nervure médiane ne possède plus qu'un seul faisceau. — Le parcours que nous venons de décrire dans la base de la feuille de *N. imperialis* démontre que les faisceaux latéraux du pétiole sont des faisceaux principaux comparables à ceux des autres Lécythidacées, mais dont la puissance est relativement très faible.

Le long de la nervure médiane son unique faisceau fournit successivement tous les faisceaux des nervures latérales. Ceux-ci sont de deux sortes. Les uns, ceux des petites nervures, se détachent entièrement des bords de l'arc externe. Les autres, ceux des grosses nervures, emportent : 1° un gros lobe détaché du bord de l'arc externe ; 2° deux petits lobes détachés du bord de l'arc interne et qui s'accolent aussitôt aux bords du précédent.

Ces sorties successives épuisent peu à peu le faisceau médian et vers les $\frac{2}{3}$ de la nervure principale, sa bande libéro-ligneuse antérieure est complètement épuisée. Ce faisceau ne reste plus dès lors représenté que par un arc extérieur normal.

Le parcours et les contacts des faisceaux libéro-ligneux dans les nervures secondaires et d'ordre supérieur rappellent ceux que nous avons décrits pour les autres Lécythidacées.

La terminaison de ce système libéro-ligneux dans le limbe se fait par de petites ramifications fibreuses que nous avons décrites p. 332. Ces ramifications rappellent davantage celle de *Couratari guianensis* que celles de *Gustavia augusta*.

(1) C'est entre cette nervure et la précédente que se trouve la glande décrite p. 333.

Quelques ramifications libéro-ligneuses se perdent dans le tissu des glandes basilaires du limbe, *Gl*, ainsi que nous l'avons indiqué p. 333.

b. Autres Napoléonées (par comparaison avec *N. imperialis*).

Le parcours du système libéro-ligneux foliaire, tel que nous venons de le décrire chez *N. imperialis,* s'applique à peu de chose près à *N. Witfieldii.* Il nous a semblé cependant que chez ce dernier les faisceaux corticaux étaient plus grêles. Leur torsion y était aussi moins facilement visible.

Chez *Asteranthos brasiliensis*, la tige est encore distique ; mais elle est en outre fortement dorsiventrale, et à cette particularité correspond une distribution particulière de ses faisceaux. En effet, la trace foliaire de cette espèce comprend encore 3 faisceaux, dont 1 gros médian et 2 petits latéraux. Le médian rentre dans la couronne normale comme précédemment. Mais, tandis que du côté hypertrophié de la tige, le faisceau latéral reste cortical comme chez les *Napoleona*, du côté atrophié, le faisceau latéral se rapproche beaucoup du faisceau médian et *rentre dans la couronne* normale. Ainsi donc, la forme de la trace foliaire d'*A. brasiliensis* ressemble à celle des *Napoleona*, mais l'une de ses moitiés étant moins développée que l'autre, le faisceau latéral de ce côté rentre dans la couronne normale au lieu de rester cortical. Par suite, toute section internodale ne rencontrant que 2 traces foliaires, ne montrera que 2 faisceaux corticaux, et ces faisceaux seront tous deux dans la moitié hypertrophiée de la tige. Ajoutons que ces faisceaux ne semblent se tordre que très faiblement sur eux-mêmes, si tant est même qu'ils se tordent.

Au nœud de sortie du système foliaire, le faisceau médian envoie, de même que chez *Napoleona*, un lobe à chacun des faisceaux latéraux, mais ce lobe est très gros. Le faisceau médian d'*Asteranthos* est beaucoup moins large que celui de *Napoleona* et jamais il ne devient annulaire, de telle sorte que jamais, à aucun niveau, il ne possède d'arc antérieur à orientation renversée. Le reste du parcours des faisceaux dans le limbe ne présente rien de bien particulier, si ce n'est le réseau fibreux que nous avons déjà décrit précédemment dans l'étude du mésophylle, p. 332.

§ IV. — Résumé.

La structure de la tige et celle de la feuille des Lécythidacées présentent des particularités très intéressantes, tant au point de vue de l'Anatomie générale qu'à celui de la Systématique. Nous allons les résumer aussi brièvement que possible et essayer de les grouper de manière à montrer le parti que l'on en peut tirer.

A. 1. Le système libéro-ligneux foliaire (1) des Lécythidacées se compose, dans la tige, dans le pétiole, dans la base de la nervure médiane et quelquefois dans celle des grosses nervures secondaires, d'un *grand* nombre de faisceaux nettement *isolés les uns des autres*.

Parmi ces faisceaux foliaires il y a lieu de distinguer : des faisceaux *principaux*, des faisceaux *postérieurs*, des faisceaux *antérieurs* (2).

2. Les faisceaux *principaux* sont tous rangés sur *un seul* arc *largement ouvert*. Ce sont *les plus gros* du système foliaire. Ils sont en nombre *impair*. Le médian est le plus puissant ; les autres sont d'autant plus petits qu'ils sont plus latéraux.

Chez les Gustaviées et certaines autres Lécythidées, ces faisceaux sont à peu près *concentriques* ou *annulaires;* chez presque toutes les autres Lécythidées ils sont au moins *arqués* ou *en éventail*.

En montant vers le haut de la feuille, es faisceaux principaux se rapprochent les uns des autres puis se fusionnent. Les faisceaux

(1) Voir à ce sujet la note 1, p. 298.

(2) Voir sur la position de l'observateur la note 1, p. 316. — Ces faisceaux antérieurs et postérieurs sont des faisceaux *surnuméraires* (LIGNIER O., De la forme du système libéro-ligneux foliaire. *Bull. de la Soc. Linn. de Normandie*, sér. IV, T. II, 1889).

résultant de cette fusion sont ordinairement *annulaires*. Les faisceaux principaux sont les seuls qui subsistent toujours jusqu'au sommet des nervures.

En descendant de la feuille dans la tige, le parcours des faisceaux principaux présente les particularités suivantes :

Chez les Lécythidées, les *trois* faisceaux médians rentrent *individuellement* dans la couronne normale, les autres restant corticaux. Tous sont *normalement* orientés à tous les niveaux.

Chez les Barringtoniées, le faisceau médian rentre *seul* dans la couronne normale, tous les autres deviennent corticaux. Ces derniers subissent, au niveau de rentrée dans la tige, une torsion de 180° autour de leurs trachées initiales, et leur orientation, normale dans la feuille, devient *inverse* dans la tige, c'est-à-dire que leur bois est dès lors extérieur et leur liber intérieur.

Le système foliaire des Napoléonées comprend, dans le pétiole, cinq faisceaux dont les latéraux de chaque côté peuvent être réunis en un seul (1). De ces cinq faisceaux, les *trois* médians se réunissent à la base de la feuille et rentrent, *accolés en un seul*, dans la couronne normale. Le marginal de chaque côté devient cortical dans la tige. — Chez *Asteranthos*, l'un des faisceaux marginaux *rentre isolément* dans la couronne normale, voir p. 372. — Les faisceaux corticaux peuvent alors subir en descendant un commencement de torsion lente qui rappelle celle des faisceaux de Barringtoniées, mais cette torsion est moindre de 90° et elle n'empêche pas de considérer l'orientation des faisceaux comme à peu près normale.

3. Les faisceaux *postérieurs* sont distribués sur *1*, *2* ou *3* arcs concentriques extérieurs à l'arc principal et sur lesquels ils alternent de l'un à l'autre. Ils sont plus petits que les faisceaux principaux, et d'autant plus grêles qu'ils sont plus extérieurs. On les rencontre surtout *dans la base* du système foliaire. Dans la tige ils sont tous corticaux. Ils passent directement du parenchyme cortical de la tige dans celui de la feuille.

Ces faisceaux manquent chez les Napoléonées.

Chez les Barringtoniées on les retrouve dans la tige, dans le pétiole, dans les $\frac{2}{3}$ inférieurs de la nervure médiane et dans la base des grosses nervures secondaires. Ils s'y prolongent *plus haut que les faisceaux antérieurs*. Leur orientation est *inverse* dans tous les cas et à tous les niveaux.

Chez les Lécythidées, l'orientation des faisceaux postérieurs est toujours *normale*. En outre ces faisceaux se prolongent, dans la feuille, *moins haut que les faisceaux antérieurs*. Ceux des Gustaviées pénètrent jusque dans la base de la nervure médiane, tandis que ceux des Eulécythidées (toutes les autres Lécythidées) ne s'élèvent pas au-dessus de la base de la feuille.

(1) Par suite, une section transversale du pétiole ne semble renfermer que 3 faisceaux.

4. Les faisceaux *antérieurs* sont rangés sur *1*, *2* ou *3* arcs concentriques intérieurs à l'arc principal. Ils sont d'autant plus petits qu'ils sont plus antérieurs. Leur nombre est *pair*. Ils peuvent alterner d'un rang au suivant. Le maximum de développement de ces faisceaux se trouve dans la base de la nervure médiane et dans le pétiole. Si on les suit de ce niveau vers la tige on les voit, au nœud de rentrée, venir s'accoler aux bords des faisceaux principaux rentrants. Deux d'entre eux échappent cependant au sort commun ; ils traversent radialement le rang principal de chaque côté du faisceau médian et deviennent *corticaux* dans la tige.

Dans le pétiole et la base de la nervure médiane des Barringtoniées les faisceaux antérieurs restent nettement isolés les uns des autres ; dans les nervures ils persistent *moins haut que les faisceaux postérieurs*. Les deux faisceaux antérieurs qui, dans la tige, deviennent corticaux, se tordent de 180° en pénétrant dans le parenchyme cortical et acquièrent de suite une orientation *inverse*, de même que tous les autres faisceaux corticaux des Barringtoniées.

Les faisceaux antérieurs des Lécythidées sont tous et à tous les niveaux orientés *normalement*. Dans le pétiole des Gustaviées ils sont ordinairement nombreux, bien isolés, bien rangés sur plusieurs arcs. Chez les Eulécythidées ils sont moins abondants et plus ou moins accolés en une bande libéro-ligneuse antérieure. Chez toutes les Lécythidées ils pénètrent dans la feuille jusqu'à un niveau *supérieur à celui qu'atteignent les faisceaux postérieurs*.

Les faisceaux antérieurs manquent chez les Napoléonées.

5. *a*. Lorsqu'on suit le parcours des faisceaux de la nervure médiane depuis sa base jusqu'à son sommet, on voit que la façon dont ils fournissent successivement les faisceaux sortant dans les nervures latérales, obéit aux règles suivantes.

Le faisceau des petites nervures latérales se détache toujours *uniquement* du bord de l'arc principal. Le faisceau ou le système de faisceaux qui sort dans chaque grosse nervure latérale peut comprendre : un gros faisceau détaché du bord de l'arc principal (1), un ou plusieurs faisceaux détachés, soit du bord de l'arc antérieur, soit du bord de l'arc postérieur, soit des deux à la fois. Ces derniers peuvent ou bien rester *libres* dans la nervure latérale ou bien venir s'y *accoler* de suite aux bords du faisceau principal.

(1) Ainsi que nous l'avons exposé précédemment, p. 344, il arrive généralement que, dans la moitié supérieure de la nervure médiane, les faisceaux principaux sont devenus plus ou moins annulaires. Dans ce cas, le faisceau sortant se détache *latéralement*, entre la moitié extérieure et la moitié intérieure de cet anneau.

Au-delà du nivoau de la nervure médiane, où les faisceaux antérieurs et postérieurs sont épuisés, tous les faisceaux sortant dans les nervures latérales se détachent uniquement des bords de l'arc principal, le seul subsistant.

b. Les rapports qui s'établissent entre le système libéro-ligneux des grosses nervures latérales et le faisceau des nervures qui s'en détachent, ressemblent entièrement à ceux que nous venons de décrire entre la nervure médiane et les nervures secondaires.

c. Lorsqu'une nervure quelconque ne renferme qu'un seul faisceau, c'est de ses bords que se détachent ceux qui sortent dans les nervures voisines. C'est donc à la façon habituelle que se produit la ramification des faisceaux dans ces petites nervures du limbe. Il en résulte que les principales particularités présentées par la forme du système libéro-ligneux des Lécythidacées dans les régions amincies du limbe, sont suffisamment indiquées par la simple inspection de l'extérieur de la nervation.

B. Si l'on vient à comparer dans les tiges des diverses espèces de Lécythidées, les positions relatives qu'y occupent les faisceaux des systèmes foliaires successifs, on remarque bien vite que ces positions sont susceptibles de subir des variations énormes (Ex. : *Gustavia augusta* fig. 2, p. 339 et *Lecythis ollaria*, fig. 7, p. 357); quelquefois même de telles variations se produisent le long d'un même rameau. Elles sont d'autant plus accentuées que la symétrie des rameaux est plus différente; elles sont faibles ou nulles dans les rameaux qui ont une même symétrie (Ex. *Couratari guianensis*, fig. 5, p. 350, *Lecythis ollaria*, fig. 7, p. 357 et *Napoleona imperialis*, fig. 11, p. 369).

Ces variations dans la position relative des faisceaux ont pour conséquence des modifications considérables dans la façon dont s'établissent les rapports et les contacts de ces faisceaux entre eux, et il deviendrait littéralement impossible de ramener à un type unique, ou même simplement de comparer directement entre eux, les enchevêtrements de forme si variable ainsi constitués. Nous venons de montrer comment la considération du *système libéro-ligneux foliaire indépendant de ses voisins à l'origine* rend au contraire facile et profitable la comparaison des systèmes libéro-ligneux de toutes ces tiges, quelles que soient leur complication et leurs modifications.

C. 1. La couronne libéro-ligneuse normale de la tige des Lécythidées est toujours *dépourvue de liber interne*. Le liber externe y est *stratifié*, c'est-à-dire formé de bandes concentriques alternativement scléreuses et parenchymateuses. Les bandes scléreuses sont composées de fibres dont les parois comprennent deux couches, l'une, extérieure, rigide, l'autre, intérieure, plus molle, plus brillante. Dans cet ensemble le liber primaire est représenté par les deux bandes extérieures. Elles sont plus épaisses que les autres, l'une, intérieure, est parenchymateuse, l'autre, extérieure, est fibreuse et constitue presque toujours une *gaîne mécanique* puissante adossée au parenchyme cortical. Dans cette dernière, les fibres sont plus larges que celles des strates intérieures. Les fibres libériennes secondaires se forment par recloisonnement longitudinal des cellules cambiales. C'est de la même façon que sont constitués les îlots grillagés dans lesquels se trouvent localisés les tubes cribreux.

Le bois est de même fréquemment mais irrégulièrement stratifié. Les fibres ligneuses ont souvent une structure et une origine analogues à celles des fibres libériennes. Les vaisseaux sont de petite taille; ils sont habituellement couverts de petites aréoles transversales.

Les rayons de faisceaux de la couronne normale sont nombreux, bien caractérisés, en général formés de 2 à 4 files cellulaires côte à côte.

2. Dans les faisceaux des traces foliaires et dans ceux de la feuille les tissus libéro-ligneux ressemblent à ceux de la couronne normale (1), mais avec les modifications qui distinguent habituellement les faisceaux foliaires des faisceaux caulinaires. Le bois est beaucoup plus vasculaire et moins fibreux, les vaisseaux sont plus grêles, se rapprochent davantage de la trachée et sont rangés en longues files radiales. Les rayons de faisceaux sont plus étroits, plus nom-

(1) Peut-être cependant quelques faisceaux de la feuille sont-ils bicollatéraux? voir pp. 353, 356 et 370.

breux. Le liber ne renferme que rarement des strates fibreuses secondaires. Par contre, la gaîne mécanique primaire est plus développée. Si le faisceau est concentrique ou annulaire, elle l'enveloppe complètement ; s'il est simplement arqué, le demi-anneau mécanique extérieur, né du liber, se complète souvent aux dépens des fibres primitives (1) qui bordent la région ligneuse contre la face interne du faisceau.

La gaîne mécanique d'un faisceau est d'autant plus épaisse relativement au reste de ses tissus, qu'il est plus rapproché de la surface de l'organe. Chez les Lécythidées il existe une gaîne semblable autour de chacun des faisceaux du limbe, et les faisceaux marginaux peuvent n'être représentés que par un large paquet de fibres. Dans les mêmes faisceaux des Barringtoniées et des Napoléonées, la gaîne mécanique est beaucoup moins bien représentée.

Il y a lieu de noter que la base de la feuille est une région dans laquelle la gaîne mécanique des faisceaux foliaires est interrompue, ou au moins dans laquelle elle est plus faible qu'au-dessus et au-dessous. Ce fait qui coïncide chez quelques espèces avec la présence, à la surface de la base de la feuille, de gros bourrelets plissés transversalement, correspond probablement à des besoins de redressement et d'abaissement de la feuille.

3. Tandis que les faisceaux foliaires de la couronne normale ont une structure intermédiaire qui se rapproche un peu de celle des régions interfasciculaires de cette couronne, les faisceaux corticaux de la tige ressemblent à peu près complètement à ceux des feuilles.

4. Les ramifications diaphragmatiques que le système libéroligneux envoie dans le limbe à l'intérieur des mailles de la nervation, sont représentées tantôt par des trachées courtes, tantôt par des fibres courtes quelquefois très larges, lisses ou ponctuées.

D. 1. Le parenchyme médullaire, très large chez les Barringtoniées et les *Gustavia*, plus étroit chez les Eulécythidées et surtout chez les Napoléonées, ne présente pas de particularités notables,

(1) Voir pp. 323 et 329.

si ce n'est peut-être des canaux gommeux chez quelques espèces (voir p. 305).

2. Le parenchyme cortical de la tige est surtout caractérisé par la présence de faisceaux corticaux. Son assise interne n'est que rarement différenciée d'une façon spéciale.

E. 1. La structure de l'épiderme est spécifiquement très variable. On peut cependant dire qu'il est habituellement formé de petites cellules sur la tige, le pétiole et les nervures. C'est aussi sur ces régions que sont presque toujours localisés les poils, lorsqu'il s'en produit.

Les poils manquent chez les Napoléonées. Ceux des Lécythidées sont ordinairement unicellulaires, courts, rigides et pointus, quelquefois papilliformes. Ceux des Barringtoniées peuvent être plus longs et bi- ou tri-cellulaires unisériés.

2. Les stomates ne se rencontrent que sur le limbe et presque toujours seulement à sa face inférieure.

Chez les Napoléonées, les Barringtoniées et les Gustaviées, ils se forment toujours par trois cloisons obliques les unes sur les autres, celles-ci limitant une cellule triangulaire intérieure qui est mère des cellules stomatiques. Les stomates des Eulécythidées sont tantôt constitués de la même façon et tantôt par apparition de trois cloisons parallèles comprenant entre elles les deux cellules stomatiques. Dans les deux cas des cloisons radiales peuvent s'établir ultérieurement autour des cellules stomatiques.

3. Le limbe des *Napoleona* porte à sa base et sur sa face inférieure deux glandes dont la structure rappelle celle des glandes en cupules des Rosacées et surtout celle des glandes de *Cerasus laurocerasus*.

F. Tous les tissus parenchymateux de la tige et de la feuille des Lécythidacées renferment du tannin et des cristaux nombreux d'oxalate de chaux. *Jamais nous n'y avons observé de glandes oléo-résineuses,* soit uni-, soit pluri-cellulaires (1).

(1) Nous n'avons pu nous procurer de *Petersia* dans la feuille duquel on a signalé des points translucides.

Le tannin se localise dans des cellules spéciales, souvent superposées en files longitudinales qui, par leur forme, rappellent les laticifères articulés.

Les cristaux d'oxalate de chaux sont des prismes chez les Napoléonées. Ce sont ordinairement des prismes ou des macles prismatiques chez les Lécythidées et fréquemment des macles en oursins chez les Barringtoniées.

G. 1. Les tissus de décortication de la tige se produisent toujours soit *dans l'assise sous-épidermique*, soit *très près de cette assise.* Le liège de décortication est habituellement formé de cellules plates; il peut être stratifié.

2. Dans le pétiole et la base de la nervure médiane de presque toutes les Lécythidacées, l'épiderme est séparé du tissu fondamental primaire par une épaisse couronne de *parenchyme secondaire* : celui-ci s'est formé par recloisonnement *centrifuge* de l'assise sous-épidermique.

H. *a*. Comparées plus spécialement aux Calycanthées (1) (et aux Monimiacées), les Lécythidacées s'en distinguent par les caractères suivants :

1° Les tissus libéro-ligneux secondaires de la tige sont stratifiés. Les fibres ligneuses n'y sont jamais striées ; le liber renferme des files de cellules cristalligènes ;

2° Le système libéro-ligneux foliaire se compose de faisceaux nombreux et bien individualisés ; ce sont des faisceaux principaux, des faisceaux antérieurs et des faisceaux postérieurs ;

3° La tige renferme des faisceaux libéro-ligneux corticaux. — Les Calycanthées en possèdent quatre, il est vrai, comme les *Napoleona*, et l'orientation de ces faisceaux est renversée comme chez les Barringtoniées ; mais ceux des Barringtoniées sont nombreux et non réunis en 4 groupes ; ceux des Napoléonées sont normalement orientés ;

4° Les tissus parenchymateux sécrètent beaucoup de tannin et ne renferment ni cellules oléigènes ni laticifères articulés ;

5° L'épiderme est dépourvu de cellules glandulaires à granulation centrale (cystolithe rudimentaire ?) ;

6° La distribution des feuilles sur la tige est alterne ;

(1) Voir Lignier O., *Rech. sur l'Anat. comp. des Calycanthées, des Mélastomacées et des Myrtacées*, *Arch. Bot. du nord de la France*, Lille, 1887.

7° Les cristaux d'oxalate de chaux sont de grande taille ; ce sont des macles en oursins et des prismes. Jamais ils n'apparaissent à l'origine sous forme de granulations concentriques ;

8° Le liège de décortication est composé de cellules plates ;

9° Les stomates se forment ordinairement par 3 cloisons en triangle (1).

b. Comparées aux Mélastomacées,

α. Les Lécythidacées s'en distinguent par les caractères suivants :

1° Le liber externe de la couronne normale de la tige est stratifié ;

2° Le liber interne n'existe ni dans la couronne normale de la tige, ni, peut-être, dans les faisceaux foliaires ;

3° Les faisceaux antérieurs du système foliaire ne deviennent jamais médullaires dans la tige ;

4° Le système foliaire possède de nombreux faisceaux postérieurs. — Seul parmi les Mélastomacées, le genre *Lasiandra* nous a montré deux faisceaux postérieurs dans la base de la nervure médiane. Ces faisceaux sont peut-être comparables à ceux des Lécythidacées ;

5° La nervation de la feuille est pennée et le système libéro-ligneux foliaire présente des modifications corrélatives de cette disposition ;

6° La tige est alterne ;

7° Les faisceaux corticaux ne sont ordinairement pas réunis en quatre groupes ;

8° Les parois cellulaires de tous les tissus sont ordinairement plus épaisses, plus résistantes ;

9° Le tannin est plus souvent localisé dans certaines cellules ;

10° La surface de décortication est toujours très voisine de l'épiderme ;

11° Les tissus de décortication, quoique également stratifiés, le sont différemment ;

12° Les poils sont ordinairement unicellulaires, pointus et à paroi épaisse ;

13° Les cristaux d'oxalate de chaux peuvent être prismatiques.

(1) Il est à remarquer que, malgré leur absence complète de parenté avec les Lécythidacées, les Calycanthées offrent cependant certaines particularités semblables aux leurs et bien remarquables. Ainsi, il y a absence de liber interne et présence d'îlots fibreux dans le liber primaire externe ; la surface de décortication est sous-épidermique ; le système libéro-ligneux foliaire comprend 3 faisceaux bien individualisés ; le médian, rentrant dans la couronne normale de la tige, est relié, dans le nœud de rentrée, aux faisceaux marginaux par des anastomoses transversales qui rappellent un peu celles des *Napoleona* ; les faisceaux marginaux deviennent corticaux dans la tige et leur orientation est renversée (comme chez les Barringtoniées). Ceci ne peut en rien infirmer les résultats que nous avons indiqués relativement à l'emploi de l'Anatomie en classification, mais il montre simplement avec quelle prudence l'Anatomiste doit s'en servir. Il fait en outre prévoir la nécessité d'établir la subordination des caractères anatomiques.

β. Elles s'en rapprochent,

Par le fractionnement de leur système libéro-ligneux foliaire (faisceaux principaux et faisceaux antérieurs bien individualisés), la tendance des faisceaux à devenir annulaires et l'orientation normale des faisceaux antérieurs.

Par l'aplatissement de l'arc foliaire et la présence de faisceaux corticaux dans la tige ;

Par l'abondance du tannin et l'absence de glandes oléigènes ;

Par la présence de files de cellules cristalligènes.

c. Comparées aux Myrtacées,

α. Les Lécythidées s'en distinguent par les caractères suivants :

1° Le système libéro-ligneux foliaire est largement ouvert. Il est composé de faisceaux nombreux et bien individualisés. Il renferme des faisceaux postérieurs. Les faisceaux antérieurs y ont toujours, au moins dans la feuille, une orientation normale, sauf chez *Napoleona* ;

2° La tige renferme des faisceaux libéro-ligneux corticaux ;

3° Le liber interne manque dans la couronne normale de la tige et peut-être aussi dans tous les faisceaux foliaires ;

4° Le parenchyme fondamental de la tige et de la feuille ne renferme aucune glande oléo-résineuse ;

5° La nervation des feuilles est toujours pennée ;

6° La surface de décortication de la tige se produit toujours très près de l'épiderme ;

7° Les cellules grillagées ne sont représentées que par des tubes cribreux.

β. Elles s'en rapprochent au contraire,

Par la stratification des tissus libériens et le développement de la gaîne fibreuse dans le liber primaire ;

Par la présence de tannin dans tous les tissus ;

Par la tendance des faisceaux libéro-ligneux à devenir annulaires. — Cependant chez les Myrtacées, c'est le système foliaire entier et non chaque faisceau qui tend à prendre cette forme ;

Par la forme des poils qui sont ordinairement unicellulaires, pointus et ont des parois épaisses ;

Par la distribution des cellules cristalligènes en files longitudinales et la forme des cristaux (mâcles en oursins et prismes souvent coudés) ;

Par le mode de formation habituel des stomates.

Ce résumé montre, qu'à côté de notions intéressantes pour l'Anatomie générale, la structure de la tige et de la feuille des Lécythidacées fournit un certain nombre de caractères très nets, au moyen desquels il va nous être possible de distinguer cette famille de ses voisines. De plus il relève de nombreuses particularités, grâce auxquelles on peut facilement caractériser les 3 tribus dont se compose la famille : Lécythidées, Barringtoniées et Napoléonées (1). Le tableau suivant indique les principales de ces particularités dans chaque tribu.

Barringtoniées. Chaque système libéro-ligneux foliaire comprend des faisceaux *principaux*, des faisceaux *antérieurs* et des faisceaux *postérieurs*. — Parmi les faisceaux principaux le médian est *le seul* qui rentre dans la couronne libéro-ligneuse normale de la tige ; tous les autres restent corticaux. — Les faisceaux postérieurs pénètrent dans les nervures *plus haut* que les faisceaux antérieurs. — Tous les faisceaux postérieurs de la feuille, tous les faisceaux corticaux de la tige sont orientés *inversement*. — La symétrie de la tige appartient aux cycles $\frac{2}{5}$, $\frac{3}{8}$,... — La moelle est *large*. — Les stomates se constituent par *3 cloisons formant un triangle*. — La gaîne fibreuse des faisceaux corticaux est généralement *annulaire*. — Les poils, lorsqu'ils existent, sont *uni-* ou *bi-* ou *tri-cellulaires* unisériés. — Les cristaux d'oxalate de chaux sont ordinairement des *macles en oursins*.

Lécythidées. Chaque système libéro-ligneux foliaire comprend des faisceaux *principaux*, des faisceaux *antérieurs* et des faisceaux *postérieurs*. — Parmi les faisceaux principaux, les *trois* médians rentrent *individuellement* dans la couronne libéro-ligneuse normale de la tige. — Les faisceaux postérieurs s'élèvent le long du système foliaire, *moins haut* que les faisceaux antérieurs. — Tous les faisceaux de la feuille et de la tige sont orientés *normalement*.

(1) Des particularités plus spéciales, que nous a fournies l'étude des genres et des espèces, nous font penser qu'il serait relativement facile de pousser plus loin l'emploi des données anatomiques dans le groupement des espèces. Cependant, malgré la presque certitude que nous avons à ce sujet et parce que nous n'avons pu étudier des échantillons en nombre et en qualité suffisants, nous préférons nous abstenir de présenter dès maintenant les résultats auxquels nous sommes arrivé.

— Les cristaux d'oxalate de chaux sont habituellement des *prismes* et des *macles prismatiques*.

Gustaviées. Les faisceaux postérieurs pénètrent *jusque dans la base de la nervure médiane*. — Les faisceaux antérieurs du pétiole sont ordinairement *très nombreux, bien individualisés* et distribués sur *plusieurs* rangs. — La moelle est *large*. — Les stomates s'établissent par *3 cloisons en triangle*. — La gaîne fibreuse des faisceaux corticaux est *annulaire*. — Les poils sont *unicellulaires*, courts, pointus et rigides.

Eulécythidées. Les faisceaux postérieurs ne pénètrent pas dans la base de la feuille ; ils *n'existent que dans la tige* et même peuvent manquer complètement. — Les faisceaux antérieurs du pétiole sont *peu nombreux* et plus ou moins *soudés en une bande* antérieure. — La tige est *distique*. — Les stomates se forment soit par *3 cloisons en triangle*, soit par *2 cloisons parallèles*. — La gaîne mécanique des faisceaux corticaux forme habituellement un *croissant* convexe vers l'extérieur. — Les poils sont *uni-, bi- ou tri-cellulaires* unisériés.

NAPOLÉONÉES. Le système libéro-ligneux foliaire ne possède *ni faisceaux antérieurs*, *ni faisceaux postérieurs*. Il ne comprend que cinq faisceaux principaux. — De ces cinq faisceaux principaux, les *trois* médians *se réunissent en un seul* pour rentrer dans la couronne libéro-ligneuse normale. Les deux marginaux descendent seuls dans l'écorce de la tige (chez *Asteranthos*, l'un d'eux rentre même *isolément* dans la couronne normale). — Dans le pétiole, les deux faisceaux principaux latéraux de chaque côté sont *réunis en un seul*. — La tige est distique. — La moelle est *étroite*. — *Jamais* il n'existe de poils. — Les stomates se forment par *3 cloisons en triangle*. — Les cristaux d'oxalate sont des *prismes*.

Est-il possible de déterminer, *rapidement* et *en se servant des caractères anatomiques*, la tribu ou la sous-tribu à laquelle appartient une Lécythidacée donnée ? Nous n'hésitons pas à répondre par l'affirmative. Pour y arriver le mieux sera de se servir d'une section transversale, soit d'un *entre-nœud*, soit plutôt du *pétiole* (ou de la base de la nervure médiane si la feuille est sessile) (1).

(1) M. PETIT (Le Pétiole des Dicotylédones au point de vue de l'Anatomie comparée et de la Taxinomie, *Mém. de la Soc. des Sc. phys. et nat. de Bordeaux*, 3e sér., T. III, 1887) choisit de préférence pour cet usage une coupe du sommet du pétiole et l'appelle « caractéristique ». C'est qu'en effet cette coupe donne souvent plus d'indications que les autres sur la forme du système libéro-ligneux foliaire. Dans le cas présent, ce choix a moins d'importance.

Certainement la lecture de ces deux coupes ne peut fournir que des données bien incomplètes sur l'anatomie de la plante ; en effet, certains des caractères anatomiques que nous venons de signaler comme très importants, ne s'y trouvent même pas indiqués, d'autres y sont difficiles à reconnaître. Cependant cette lecture peut encore permettre de déterminer, avec *très grande* chance de succès, la tribu ou la sous-tribu à laquelle appartient l'espèce étudiée. Nous donnons ci-dessous la clef dichotomique nécessaire pour l'interprétation de chacune de ces coupes internodale et pétiolaire. Dans ces clefs nous nous sommes surtout préoccupé de n'employer que des caractères faciles à lire.

Section internodale.

Les faisceaux corticaux sont tous orientés

- *inversement*. La moelle est large........... BARRINGTONIÉES.
- *normalement* (ou à peu près normalement). Ces faisceaux sont :
  - *nombreux* (plus de 8).. LÉCYTHIDÉES.
  - *au nombre de 4* (ou de 2 situés du même côté du plan de symétrie des feuilles successives). La moelle est étroite............. NAPOLÉONÉES.

Section pétiolaire.

- Un seul arc libéro-ligneux comprenant 3 (ou 5) faisceaux *principaux* (ni faisceaux antérieurs, ni faisceaux postérieurs)... NAPOLÉONÉES.
- Nombreux faisceaux distribués sur plusieurs arcs concentriques. On y distingue :
  - des faisceaux *principaux*, et des faisceaux *antérieurs* (pas de faisceaux postérieurs) .... *Eulécythidées*. } LÉCYTHIDÉES.
  - des faisceaux *principaux*, des faisceaux *antérieurs* et des faisceaux *postérieurs*. Les faisceaux postérieurs sont orientés :
    - *normalement*.... *Gustaviées*. } LÉCYTHIDÉES.
    - *inversement*....... .. BARRINGTONIÉES.

§ V. — Discussion sur la valeur morphologique des faisceaux corticaux des Lécythidacées et sur la cause de leur orientation renversée chez les Barringtoniées.

a. M. Marcus M. Hartog (*l. c.*) pense que les faisceaux corticaux des Lécythidacées doivent être considérés comme des faisceaux d'ailes qui seraient concrescentes avec la tige. Malgré ce qu'a de séduisant cette hypothèse nous ne pouvons l'admettre pour les raisons suivantes. Tout d'abord nous avons démontré que certains d'entre ces faisceaux n'appartiennent pas aux marges des systèmes foliaires, mais bien à leur région médiane (ce sont des faisceaux antérieurs et postérieurs) ; ils ne peuvent donc être dénommés faisceaux d'ailes. En outre, tantôt les deux faisceaux principaux situés immédiatement de chaque côté du faisceau médian des systèmes foliaires, sont corticaux (Barringtoniées), et tantôt ils rentrent dans la couronne normale (Lécythidées et Napoléonées). De telle sorte que ces faisceaux, bien qu'homologues, devraient, suivant les cas, être considérés comme faisceaux d'aile ou comme faisceaux de tige. Bien mieux, chez *Asteranthos brasiliensis*, le même faisceau appartiendrait à la tige d'un côté du système foliaire et à l'aile du côté opposé (1). Nous croyons que ces raisons paraîtront suffisantes pour faire rejeter l'hypothèse présentée par M. Hartog. Mais si ces faisceaux corticaux ne sont pas des faisceaux d'ailes que sont-ils donc ?

Si l'on étudie la différenciation des tissus sous le point de végétation du bourgeon terminal, on voit que l'apparition des faisceaux principaux de chaque système foliaire précède celle de la couronne procambiale normale au même niveau. Il y a donc lieu de juger de la position de la couronne normale par rapport aux faisceaux principaux et non de celle des faisceaux principaux par rapport à cette couronne. Or, voyons quelle est la distribution des faisceaux principaux dans la tige indépendamment de la couronné normale. D'après la description que nous en avons donné, l'espace occupé par chaque système foliaire présente, sur une section transversale pratiquée à la base de la feuille dont il dépend, la forme d'un croissant à conca-

(1) Enfin les 5 faisceaux de chaque cotylédon rentrent tous dans la couronne normale, voir pg. 397 et fig. 12 p. 400.

vité *très faible* et intérieure ; en outre, les faisceaux y sont *très espacés*. En descendant vers l'extrémité inférieure de cette trace on voit les bords du croissant se raccourcir et en même temps *se retourner* un peu *vers l'extérieur*. D'autre part, les diverses traces foliaires que l'on rencontre à un même niveau sont distribuées les unes par rapport aux autres de telle façon que les cornes de leurs croissants s'entre-croisent les unes dans les autres. Il résulte de ces rapports réciproques des traces foliaires que sur une section pratiquée à un niveau quelconque de la tige : 1° leurs faisceaux principaux médians sont tous à peu près *également distants* de l'axe de la tige et semblent *placés côte à côte ;* 2° que les faisceaux principaux, de plus en plus latéraux des diverses traces sont *de plus en plus et inégalement éloignés* de l'axe de la tige ; ils s'entremêlent d'une trace à l'autre en se rapprochant de la surface de la tige. Une telle dispersion des faisceaux foliaires au milieu du tissu fondamental de la tige ne permet pas que tous soient compris dans la couronne normale, lorsque celle-ci va se former par apparition et extension de leur zone cambiale. Ce sont seulement les faisceaux les plus intérieurs, c'est-à-dire les plus gros, les mieux rangés côte à côte et ceux chez lesquels le fonctionnement cambial est le plus intense, ce sont ceux-là seuls qui pourront s'agglomérer entre eux en formant la couronne normale (1). Ceux qui sont plus extérieurs étant plus grêles, irrégulièrement distribués, n'acquérant qu'un fonctionnement cambial moins intense ou même nul, resteront isolés les uns des autres entre la couronne et la surface ; *on les dira* corticaux. Pour des raisons analogues les faisceaux postérieurs ont un sort semblable à celui des faisceaux principaux latéraux. Chez les Lécythidées, la concavité plus accentuée du croissant foliaire et peut-être aussi une distribution réciproque un peu différente des traces foliaires, fait que 3 faisceaux principaux de chaque trace participent à la formation de la couronne normale, alors que chez

(1) Si cette façon de comprendre la couronne libéro-ligneuse devait être, ainsi que nous le croyons, étendue aux autres Dicotylédones, elle amènerait à ne faire considérer l'existence de cette couronne que comme l'indication de la tendance qu'ont les faisceaux à s'accroître au moyen de productions secondaires et en suivant les lois habituelles qui régissent la formation des tissus secondaires (*). On pourrait dès lors prévoir que cette couronne n'occupe pas des positions rigoureusement *homologues* dans tous les cas.

(*) C.-Eg. Bertrand, Loi des surfaces libres, *Bull. de la Soc. bot. de France*, T. XXI, 1884.

les Barringtoniées il n'y en a qu'un seul. L'anomalie de l'*Asteranthos brasiliensis* s'explique de la même façon et dépend de la déformation évidente que présente la symétrie bilatérale de chaque système foliaire. En effet la dorsiventralité de la tige a pour conséquence une incurvation centripète plus grande de l'un des bords du système foliaire et par suite l'englobement de ce bord dans la couronne normale (1).

Ainsi donc les faisceaux corticaux des Lécythidacées sont des faisceaux foliaires ordinaires, mais qui n'ont pu être agglomérés dans la couronne normale en raison de leur *grand écartement* les uns des autres et de la forme du système foliaire, celui-ci étant *largement* ouvert et non fortement convexe comme chez la plupart des Dicotylédones (2).

b. L'orientation régulièrement inverse de certains faisceaux des Barringtoniées est un fait d'autant plus remarquable que, dans le reste de la famille, l'orientation de ces mêmes faisceaux est normale. Quelle est donc la raison de cette particularité ?

Nous avons montré ailleurs (3) que le système libéro-ligneux des grosses nervures, du pétiole et de la tige devait, dans certains cas, être considéré comme représenté par un arc plus ou moins plissé sur lequel seraient répartis les faisceaux. Nous avons ajouté que l'orientation de ces faisceaux peut subir des variations plus ou moins complètes suivant la forme des plis de l'arc et la position qu'y occupent ces faisceaux. Nous croyons que c'est à des faits de cet ordre qu'il faut attribuer l'orientation *inverse* des faisceaux corticaux de

(1) L'explication que nous venons de donner des faisceaux corticaux des Lécythidacées s'applique également à ceux des Calycanthées et des Mélastomacées. Mais dans ces plantes, la distribution verticillée de leurs feuilles amène la réunion des faisceaux corticaux en 4 groupes angulaires. Chez beaucoup de Mélastomacées où les faisceaux corticaux sont plus nombreux, ils s'agglomèrent souvent en couronnes de plus en plus petites vers l'extérieur. Chacune de ces couronnes libéro-ligneuses corticales se forme d'une façon analogue à celle de la couronne dite normale des Dicotylédones et des Gymnospermes.

(2) Il y a lieu de remarquer que la différenciation des tissus primaires et plus tard celle des tissus secondaires de la couronne normale, tendent à accentuer peu à peu la différence entre les faisceaux de la couronne et ceux de l'écorce, en même temps qu'elles semblent les écarter de plus en plus les uns des autres.

(3) LIGNIER O., De la forme du système libéro-ligneux foliaire, *Bull. de la Soc. Linnéenne de Normandie*, Sér. IV, T. II, 1889.

la tige des Barringtoniées et celle des faisceaux postérieurs de leur feuille. Notre hypothèse rend compte également de ce fait que les faisceaux principaux des bords de chaque système foliaire ont une orientation normale dans le pétiole, inverse dans la tige ; elle permet d'expliquer la torsion qu'ils subissent entre ces deux régions par leur déplacement sur l'arc foliaire. La demi-torsion que nous avons signalée chez certains faisceaux corticaux des Napoléonées se trouve expliquée de la même façon. Quant à la régularité avec laquelle se produit l'inversion chez les Barringtoniées, elle serait simplement la conséquence de la régularité que présentent d'une part la forme des plissements de l'arc foliaire, et d'autre part la distribution des faisceaux sur cet arc.

CHAPITRE DEUXIÈME.

LA RACINE.

Gustavia Leopoldi (1).

I. — Étude d'une grosse racine.

A. *Structure primaire.* — *a. Faisceau libéro-ligneux.* Le faisceau libéro-ligneux primaire d'une grosse racine de *G. Leopoldi* est généralement 5-polaire, fig. 39, pl. XII ; cependant il peut être 6- ou même 7-polaire. L'étoile ligneuse comprend : 1° une large région

(1) Les racines dont nous nous sommes servi pour cette étude provenaient de germinations et nous ont été envoyées par M. MARCUS M. HARTOG. D'après cet éminent botaniste, la plante désignée par les horticulteurs sous le nom de *G. Leopoldi* est probablement une variété de *G. speciosa*.

centrale parenchymateuse, *Pfp* ; 2° de petits groupes vasculaires isolés et nettement délimités, Δ, qui correspondent aux pôles ligneux. Au centre de la région parenchymateuse les cellules sont larges et courtes ; à la périphérie elles deviennent plus allongées et plus grêles, en même temps que leurs parois s'épaississent et se ponctuent. Ce parenchyme, d'aspect médullaire, renferme quelques files de cellules tannifères et quelques files, moins nombreuses, de cellules cristalligènes. Chacun des groupes vasculaires qui forment les sommets de l'étoile ligneuse, comprend 8 à 10 petits vaisseaux aréolés, dont les plus larges sont les plus intérieurs et atteignent à peine 0^{mm} 02 de diamètre ; chaque groupe possède en outre 1 à 3 trachées extérieures. Leurs trachées initiales sont dès l'origine séparées du parenchyme cortical par une cellule procambiale qui se différencie ensuite en cellule péricambiale.

Les groupes libériens primaires, Λ, fig. 32, pl. XI, sont, comme d'habitude, intercalés aux pôles ligneux. Ils sont représentés par des îlots grillagés formés de très petites cellules ; ces îlots proviennent du recloisonnement longitudinal de cellules procambiales. La plus extérieure et la première des cellules procambiales ainsi recloisonnées est le plus souvent séparée du parenchyme cortical par une autre cellule procambiale qui se différencie ensuite en cellule péricambiale ; mais fréquemment aussi elle est directement contiguë au parenchyme cortical. Dans ce dernier cas c'est la plus extérieure de ses cellules filles qui se différencie ultérieurement en cellule péricambiale et séparera ainsi la première cellule grillagée de la gaîne protectrice (1).

Nous venons de montrer comment se forme l'assise péricambiale en face des pôles ligneux et des pôles libériens. Entre ces différents points elle se différencie aux dépens de l'assise périphérique des cellules procambiales.

b. Parenchyme cortical. Ce tissu comprend 10 à 15 assises de cellules parenchymateuses, courtes et larges. Son assise interne se

(1) Lorsqu'on suit une racine de sa base vers son sommet, il arrive assez fréquemment qu'on voit diminuer le nombre des pôles de son faisceau. Nous avons toujours observé, dans ce cas, que deux pôles ligneux se rapprochent l'un de l'autre puis se fusionnent ; le pôle libérien intercalé diminue peu à peu d'importance puis disparaît un peu avant la fusion des pôles ligneux. Une fusion de ce genre est indiquée sur la fig. 39, pl. XII, Δ Δ.

caractérise à peine comme gaîne protectrice, et le cloisonnement tangentiel habituel y semble peu important, ou du moins il cesse de bonne heure. De telle sorte que les assises corticales immédiatement extérieures ne présentent que très peu la distribution radiale.

L'assise externe du parenchyme cortical est caractérisée comme assise subéreuse; ses parois sont minces et brunes. Cette assise fournit par recloisonnement tangentiel 4 à 5 rangs de cellules intérieures.

Des files de cellules tannifères *Gt* sont disséminées dans tout le parenchyme cortical.

c. *Assise pilifère.* L'assise pilifère, *Ap*, est représentée par un rang de cellules régulières dont les parois sont légèrement épaissies et subérifiées. Elle simule assez bien un épiderme. Nous n'y avons pas observé de poils radicaux.

B. *Tissus secondaires.* — *a. Tissus libéro-ligneux.* La zone cambiale établie d'abord contre le bord interne des groupes libériens primaires ne tarde pas à s'étendre latéralement et à recouvrir complètement l'étoile ligneuse pour former une zone circulaire.

Le fonctionnement de cette zone comprend deux périodes. Pendant la première elle produit *presque exclusivement du liber*, et il y a formation de 25 à 30 assises libériennes contre 2 à 4 assises ligneuses seulement, fig. 39, pl. XII. Mais ensuite, pendant la deuxième période, la production du tissu ligneux devient plus active, tandis que la production libérienne diminue, de telle sorte que dans une racine un peu âgée l'épaisseur du bois secondaire est beaucoup plus grande que celle du liber secondaire.

Le bois secondaire est presqu'entièrement parenchymateux. Ses éléments sont des vaisseaux aréolés ou quelquefois réticulés et de nombreuses fibres recloisonnées transversalement; ces dernières cellules ont sensiblement le même diamètre et sont régulièrement distribuées en lignes radiales; leurs parois sont minces. Les seuls éléments ligneux à parois épaisses sont des fibres isolées ou groupées par paquets de 2 à 4, dont l'ensemble forme des strates concentriques. Ces fibres se forment par recloisonnement longitudinal de cellules cambiales. Lorsqu'elles sont isolées, leur section est habituellement triangulaire, parce que la cloison à laquelle elles doivent leur existence, est apparue dans l'angle d'une cellule cambiale. En somme, les fibres ligneuses sclérifiées ressemblent beaucoup aux fibres libériennes et, comme elles, elles sont stratifiées.

Le liber secondaire de la seconde période ressemble beaucoup à celui de la tige. Ses strates fibreuses sont plus serrées, plus puissantes et mieux fournies que celles du bois. Le liber secondaire de la première période diffère du précédent par la distribution irrégulière et le grand nombre de ses paquets fibreux. Pendant la production de ces tissus secondaires le liber primaire écrasé se transforme en de petits paquets cellulosiques informes. Ce liber primaire ne fournit donc pas de fibres comme celui de la tige ; il n'est pas non plus isolé du liber secondaire par une large bande parenchymateuse.

Les rayons de faisceaux sont très bien caractérisés et nombreux. Beaucoup d'entre eux sont larges de trois rangs de cellules. Les mieux caractérisés se trouvent souvent soit en face des pôles ligneux primaires, soit immédiatement de chaque côté de ces pôles (1). Ces rayons se continuent d'une façon très régulière et en s'élargissant un peu dans le liber de la seconde période.

Les rayons, de même que le parenchyme central de l'étoile ligneuse, sont remplis d'amidon.

b. Tissus de décortication. Peu de temps après l'apparition de la zone cambiale, l'assise péricambiale commence à se recloisonner activement, fig. 39, pl. XII. Les tissus produits sont presque uniquement compris entre la zone génératrice et la gaîne protectrice ; ils sont formés de cellules plates, gorgées de tannin, dont la paroi reste mince et se subérise assez rapidement. Plus tard, une surface de décortication s'établit à la périphérie de ce liège. — Nous n'avons pas eu l'occasion d'observer les décortications ultérieures.

II. — Radicelles.

Dans les racines les plus grêles que nous ayons observées (elles

(1) Dans ce dernier cas, le petit groupe vasculaire de l'étoile ligneuse primaire semble se continuer extérieurement par les productions libéro-ligneuses secondaires comprises entre les deux rayons de faisceaux, et cet ensemble donne, sous un faible grossissement, l'illusion d'un faisceau unipolaire de tige.

mesuraient $\frac{1}{2}$ millim. de diamètre), le faisceau était tétrapolaire, fig. 32, pl. XI. Dans ces racines, chaque pôle ligneux était, de même que dans les grosses, représenté par un groupe de trachées et de vaisseaux grêles ; de même aussi les 4 groupes étaient nettement délimités et isolés les uns des autres par un tissu parenchymateux central ; toutefois celui-ci était très réduit. Il nous a semblé que ces petites radicelles n'acquéraient jamais de productions libéro-ligneuses secondaires.

L'insertion des petites racines de *G. Leopoldi* se fait en face des pôles ligneux de la racine support (1).

Barringtonia racemosa.

Les petites radicelles de *B. racemosa* sont beaucoup plus grêles que celles de *G. Leopoldi*. Une section transversale de ces radicelles montre cependant qu'elles ont des tissus à peu près semblables. C'est uniquement sur le parenchyme cortical que porte la réduction diamétrale de l'organe. Le faisceau de la radicelle de *B. racemosa* est de même taille que celui de *Gustavia;* il est également tétrapolaire. De même aussi sa région centrale est occupée par des fibres primitives d'aspect parenchymateux, mais ses lames ligneuses sont plus grêles, chacune d'elle n'étant formée que par une seule file d'éléments lignifiés, très grêles.

Les plus grosses racines de *B. racemosa* que nous ayons observées possédaient un faisceau hexapolaire dont le diamètre était un peu plus grand que celui du faisceau pentapolaire des grosses racines de *G. Leopoldi*. Les lames ligneuses de ces racines, de même que celles des radicelles, étaient plus étroites que chez *G Leopoldi*.

Napoleona Witfieldii.

Dans les radicelles de *N. Witfieldii* le faisceau est tri- ou tétrapolaire. Le bois y est mieux caractérisé que dans les espèces

(1) Le mauvais état des échantillons dont nous avons disposé ne nous a pas permis d'étudier le sommet végétatif des racines.

précédentes. Il est représenté par une étoile dont la région centrale elle-même est lignifiée et occupée par de petits vaisseaux, et dont les rayons sont longs et étroits. Les massifs libériens sont élargis tangentiellement. Le tissu cortical de ces radicelles diffère peu de celui des espèces précédentes ; les cellules y sont cependant plus grêles et plus serrées.

Les racines persistantes de *N. Witfieldii* peuvent ne posséder qu'un faisceau tétrapolaire, mais habituellement ce faisceau a 5 ou 6 pôles (1). De même que dans les radicelles, la différenciation ligneuse s'étend jusqu'au centre de l'organe et y produit des vaisseaux assez larges, de même aussi les rayons de l'étoile sont très allongés et souvent très étroits. Une zone cambiale apparaît de bonne heure entre le bois et le liber primaire, et ne tarde pas à s'étendre au-delà des pôles ligneux en les enveloppant. A ce moment, cette zone génératrice suit exactement les contours de l'étoile ligneuse primaire et est par suite fortement sinueuse. Cette forme de la zone cambiale persiste d'ailleurs assez longtemps, parce que, de même que chez *G. Leopoldi*, la presque totalité des éléments secondaires produits à l'origiue sont extérieurs et libériens. Les larges massifs libériens qui résultent de ce fonctionnement ressemblent d'une façon étonnante à ceux des racines de *G. Leopoldi.*

Les tissus extérieurs au faisceau ne diffèrent de ceux des radicelles que par leur plus grande épaisseur. Les files de cellules tannifères y sont abondantes.

Il se produit de bonne heure une zone génératrice circulaire dans l'assise péricambiale de toutes les racines durables de *N. Witfieldii.* Cette zone et les tissus qu'elle produit, ainsi que la décortication qu'elle détermine, rappellent complètement ceux de *G. Leopoldi.*

(1) Celui de la racine principale peut en posséder jusqu'à 8 et peut-être même davantage. — D'autre part j'ai pu observer des variations de ces nombres le long d'une même racine. Pour cela l'une des branches de l'étoile ligneuse diminuait en longueur et semblait rentrer dans la région centrale, tandis que les deux massifs libériens voisins se rapprochaient l'un de l'autre et finalement se soudaient en un seul.

CHAPITRE TROISIÈME.

GERMINATIONS DE *GUSTAVIA LEOPOLDI* (1).

Extérieur, fig. 45, pl. XIII. — On sait que les embryons de *Gustavia*, pris dans la graine mûre, sont gros et plus ou moins sphériques. Ils se composent de deux cotylédons larges et hémisphériques et d'une très petite tigelle comprise entre leurs bases.

Nos germinations de *G. Leopoldi* portent encore ces cotylédons et cependant leur tige principale atteint déjà 10 à 15 cm. de longueur ; leur racine principale s'enfonce de 25 à 30 cm. dans le sol.

Le diamètre de la tige principale est, au niveau de l'insertion des cotylédons, d'environ 1 cm., mais il diminue rapidement vers le haut. A 4 cm. au-dessus du nœud cotylédonaire il n'est plus que de 5 mm., et de ce niveau jusqu'au bourgeon terminal il ne varie que très peu. Sur toute sa région basilaire cette tige porte des cicatrices foliaires nombreuses, larges et très minces (2). En montant vers le haut, les cicatrices foliaires se dispersent davantage et deviennent normales.

Immédiatement au-dessous de l'insertion des cotylédons se trouve une sorte de bourrelet duquel semble sortir la racine principale. Ce bourrelet, qui est à peine long de 2 mm., paraît continuer la tige principale et représente très probablement l'axe hypocotylé.

Le diamètre de la racine principale est, à sa base, d'environ 8 mm.

(1) Voir la note 1, p. 389.

(2) M. M. HARTOG dit *(l. c.)* que les feuilles inférieures de la tige principale sont décurrentes. L'âge probablement trop avancé de nos germinations et la subérisation déjà trop accusée des cicatrices foliaires et des régions voisines y avaient fait disparaître toute indication de cette décurrence.

Il varie peu jusqu'à environ 10 cm. en dessous. Mais à partir de ce dernier niveau la grosseur de la racine décroît graduellement jusqu'à son sommet. Sur cette racine principale sont insérées de nombreuses radicelles plus ou moins ramifiées.

Les cotylédons sont hémisphériques. Ils ont 30 à 35 mm. de diamètre. Leur face interne a été bosselée par une compression réciproque dans la graine, fig. 57, pl. XIII. Chacun d'eux est divisé par une profonde fissure longitudinale qui le rend *bifide*. Cette fissure s'étend jusqu'à mi-hauteur sur la face externe, et jusqu'à la base sur la face interne. D'autres fissures transversales se détachent de la précédente mais n'intéressent que la face interne du cotylédon.

La surface d'insertion des cotylédons est très grande. Elle occupe sur la tige principale et pour chacun d'eux un arc d'environ 160° à 170°.

La face sphérique des cotylédons est recouverte d'une mince membrane jaune-brun.

Structure des Cotylédons et de l'Axe hypocotylé. — Une section transversale pratiquée dans la région médiane des cotylédons, montre :

a. Une assise continue de petites cellules *épidermiques E*, fig. 50, pl. XIII, qui présentent partout le même aspect et ont partout des parois minces. Cet épiderme recouvre entièrement la surface des cotylédons, *y compris les fissures*, fig. 51, pl. XIII ; nulle part il ne présente de trace de discontinuité, et ceci démontre que ces fissures ne sont pas le résultat d'un fendillement des cotylédons pendant la germination, comme on pourrait s'y attendre, mais qu'elles *correspondent à des sillons* compris entre des hypertrophies locales des tissus cotylédonaires.

b. Un *mésophylle* parenchymateux. Ce tissu, dont les parois sont minces et dont les cellules sont larges et arrondies, présente partout la même structure. A l'état où nous l'avons observé il ne renfermait qu'une très petite quantité d'amidon sphérique, mais il avait l'aspect d'un réservoir nutritif qui aurait été vidé.

c. De nombreux faisceaux libéro-ligneux. Ces faisceaux sont de deux sortes. Les uns, plus gros, sont situés entre la face extérieure du cotylédon, fig. 58, pl. XIII. Les autres, très petits, forment un arc qui est plus rapproché de la face intérieure. Les premiers correspondent aux faisceux principaux de la feuille. Ceux d'entre eux qui sont les plus rapprochés du plan cotylédonaire sont de forme annulaire. Tous les faisceaux du cotylédon sont caractérisés par le faible développement de leurs tissus secondaires et par l'absence d'éléments sclérifiés.

Lorsqu'on suit ces faisceaux du sommet à la base du cotylédon, on observe les faits suivants :

Au niveau de la plus grande largeur du cotylédon il existe de 7 à 9 faisceaux principaux. Ces faisceaux se rapprochent peu à peu les uns des autres vers le bas, les marginaux s'accolant successivement à leurs voisins, de telle sorte qu'à la base du cotylédon il n'existe plus que 5 faisceaux principaux qui pénètrent dans l'axe hypocotylé.

Les petits faisceaux de l'arc antérieur ont un parcours beaucoup moins régulier. Ils émettent souvent des anastomoses de l'un à l'autre ou en échangent avec les faisceaux principaux. En approchant de la base du cotylédon, l'arc antérieur, d'abord normalement concave, se résout en une série d'arcs en guirlandes qui sont convexes et appuient leurs bords aux faisceaux principaux. Ensuite tous les faisceaux antérieurs viennent successivement s'accoler aux faisceaux principaux, et, à la base du cotylédon, ces derniers faisceaux subsistent seuls.

Dans tout le cotylédon l'épiderme et le mésophylle ressemblent à ceux de la section moyenne (1).

b. L'axe hypocotylé reçoit donc 5 faisceaux, sensiblement de même taille, de chacun des cotylédons, fig. 12, pg. 400. Les faisceaux médians de ces traces cotylédonaires y occupent les extrémités d'un même diamètre ; leurs faisceaux immédiatement latéraux sont à 35°-45° du médian ; leurs faisceaux marginaux en sont à 70°-80°. On peut donc dire que chaque trace foliaire occupe environ 160°.

(1) La pellicule qui recouvre la face extérieure des cotylédons est formée d'un tissu parenchymateux dont les cellules sont aplaties parallèlement à la surface, fig. 50, pl. XIII. Extérieurement ce tissu est recouvert par une assise de très grandes cellules. Intérieurement il se transforme, au contact du cotylédon, en un parenchyme corné formé par écrasement. Peut-être cette pellicule représente-t-elle les débris de l'albumen ?

Il résulte de cette rentrée des faisceaux cotylédonaires qu'une section transversale de l'axe hypocotylé rencontre 10 faisceaux bien caractérisés. Les 4 faisceaux marginaux des deux traces cotylédonaires y sont plus rapprochés deux à deux, que les autres faisceaux les uns des autres. Il n'existe entre tous ces faisceaux cotylédonaires aucune trace foliaire caractérisée. Les tissus libéro-ligneux de la couronne normale sont notablement plus parenchymateux que ceux de la tige ordinaire.

Le parenchyme cortical ne renferme aucun faisceau libéro-ligneux. A l'époque où nous l'étudions, d'abondants tissus de décortication se sont développés dans la région externe.

Base de la tige principale. Ses rapports avec l'axe hypocotylé. — Nos germinations étaient trop âgées et possédaient trop de tissus de décortication pour qu'il nous fût possible de reconnaître d'une façon rigoureuse le parcours des faisceaux dans les traces des feuilles inférieures de la tige principale. Mais cependant nous croyons pouvoir dire : 1° que les feuilles, portées sur la base de cette tige, étaient toutes de petite taille, peut-être même écailleuses ; 2° que leur système libéro-ligneux, très réduit, ne comprenait que des faisceaux principaux, qui rentraient tous dans la couronne libéro-ligneuse normale, — on trouve tous les termes de passage entre ces traces foliaires réduites et les traces normales, en s'élevant de la base vers le sommet de la tige principale ; 3° que le nombre des faisceaux corticaux diminue du haut vers le bas de la tige principale à partir de la région qui porte des feuilles normales. Cette diminution du nombre des faisceaux corticaux résulte : *a*, de ce que ceux qui descendent des feuilles normales se terminent plus bas par accolement à des faisceaux principaux rentrant dans la couronne ; *b*, de ce que les feuilles inférieures n'en fournissent plus.

Quoiqu'il en soit, une section transversale pratiquée immédiatement au-dessus du nœud cotylédonaire ne renferme plus aucun faisceau cortical. Les faisceaux foliaires de la couronne normale y sont eux-mêmes très mal caractérisés et, un peu plus bas encore, au niveau de rentrée des faisceaux cotylédonaires il devient impossible de les reconnaître.

Racine principale. — *a.* Une section transversale de la racine principale pratiquée à 2 cm. du nœud cotylédonaire montre la structure habituelle des racines de *Gustavia.* Notons cependant : 1° qu'une surface de décortication produite sous la gaîne protectrice a détaché tous les tissus superficiels ; 2° que le faisceau libéro-ligneux primaire est *très large et possède de 16 à 18 pôles* (1). Chacun des pôles de l'étoile ligneuse est représenté par un très petit massif trachéo-vasculaire qui est nettement délimité vers l'intérieur et complètement isolé de ses voisins. Le reste du tissu de l'étoile ligneuse est constitué par un parenchyme dont l'aspect est celui d'une large moelle. fig. 12, pg. 400.

Le tissu libéro-ligneux secondaire forme une épaisse couronne dans laquelle le bois est encore plus parenchymateux que celui de l'axe hypocotylé. Dans ce parenchyme ligneux sont des fibres bien sclérifiées, mais peu nombreuses et cependant stratifiées. Les strates fibreuses sont bien mieux fournies et bien mieux caractérisées dans la couronne libérienne.

En descendant vers le sommet de la racine principale, on ne voit pas de modifications sensibles se produire sur une longueur de 12 à 15 cm. environ. Mais au-delà de ce niveau le nombre des pôles ligneux du faisceau commence à diminuer par fusion de quelques-uns d'entre eux deux à deux. Il en résulte que 5 à 6 centim. plus bas le nombre de ces pôles peut être réduit à 12 et même à 10 (2).

b. — Partons de la section transversale de la racine pratiquée à 2 cm. des cotylédons et montons vers la tige principale. A 15 ou 16 mm. du nœud cotylédonaire, certains pôles ligneux de la racine *s'éteignent* presque brusquement ; pour cela il y a d'abord diminution du nombre de leurs éléments ligneux caractérisés, et bientôt chacun

(1) Vu l'âge avancé de la germination et la destruction partielle de ses tissus superficiels. il ne nous a pas été possible de reconnaître les tissus libériens primaires d'une façon suffisamment nette. Aussi ne nous occuperons-nous que des tissus ligneux primaires.

(2) Les sommets des racines étudiées ayant été détruits, nous n'avons pu pousser plus loin nos recherches.

n'est plus indiqué que par une ou deux trachées initiales qui disparaissent à leur tour *à égale distance* des deux pôles voisins, et sans

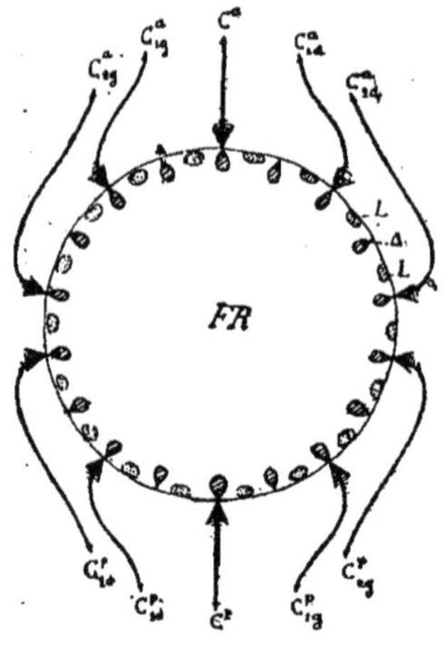

Fig. 12. — Schema montrant, en projection horizontale : 1° le mode de rentrée des faisceaux cotylédonaires dans l'axe hypocotylé ; 2° la position des 10 faisceaux cotylédonaires dans la couronne normale de cet axe ; 3° le faisceau multipolaire, *FR*, de la racile principale. — 10 pôles ligneux radicaux , Δ , sont situés en face des 10 faisceaux cotylédonaires, et 8 leur sont intercalés ; *L*, massifs libériens du faisceau radical.

qu'il paraisse s'établir de communication spéciale soit avec ces pôles voisins, soit avec les tissus ligneux secondaires de la couronne normale. Le nombre des pôles qui s'éteignent ainsi est variable, mais toujours il en résulte que le faisceau devient *décapolaire*. De plus, les pôles subsistants se trouvent placés *dans les mêmes plans radiaux que les pôles des 10 faisceaux cotylédonaires*. C'est-à-dire qu'en projection horizontale les massifs trachéo-vasculaires de la racine et ceux des cotylédons se trouveraient placés *en face* les uns des autres, *sur le même rayon* et *pointement trachéen à pointement trachéen*, fig. 38, pl. XII.

La structure décapolaire du faisceau de la racine se voit très bien à environ 10 mm. du nœud cotylédonaire. Si l'on monte encore, chaque massif trachéo-vasculaire de ce faisceau semble se diviser radialement en 2 lames dont les bords intérieurs divergent l'un de l'autre, tandis que les bords extérieurs restent attachés aux trachées initiales. Il en résulte une formation ligneuse en V renversé (Λ). Puis les lames ligneuses continuant à s'écarter en tournant autour des trachées initiales, finissent par se trouver dans le prolongement l'une de l'autre à droite et à gauche de ces dernières. On voit ensuite ces lames se rapprocher vers l'extérieur en formant un V droit. Enfin elles se rejoignent pour constituer le massif trachéo-vasculaire du faisceau cotylédonaire correspondant. Toutes ces modifications sont complètement effectuées à 3 ou 4 mm. des cotylédons.

Nous avons montré ailleurs (1) que cet arrangement des tissus ligneux en lames tournantes est dû, non à la torsion des faisceaux cotylédonaires, mais à la formation de tissus de mise en contact entre l'axe hypocotylé et la racine principale. La distribution particulière des lames tournantes chez *G. Leopoldi* résulte de la position des pôles trachéens radicaux et cotylédonaires sur les mêmes rayons.

Il résulte des explications ci-dessus que :

1° Les traces cotylédonaires de *Gustavia Leopoldi* sont représentées chacune par 5 faisceaux principaux qui rentrent tous dans la couronne normale et y occupent un arc d'environ 160° à 170° ;

2° Le système libéro-ligneux des feuilles inférieures de la tige principale ne semble pas fournir de faisceaux corticaux. Ceux des feuilles supérieures en produisent ; toutefois les faisceaux corticaux ainsi produits s'accolent probablement successivement aux faisceaux des feuilles inférieures qui rentrent dans la couronne normale. Il en résulte qu'une section pratiquée à la base de la tige principale ne rencontre pas de faisceaux corticaux ;

3° L'axe hypocotylé de *Gustavia Leopoldi* atteint seulement quelques millim. de long ;

4° Chacun des faisceaux cotylédonaires de cet axe donne insertion à un pôle ligneux du faisceau de la racine ;

5° Chaque pôle ligneux radical d'insertion est établi *sur le même rayon* que le pointement trachéen du faisceau cotylédonaire, trachée initiale à trachée initiale ;

6° Le tissu de mise en rapport de chaque massif trachéen radical et du massif cotylédonaire correspondant est constitué par deux lames ligneuses, droite et gauche, qui tournent autour des trachées initiales ;

7° Une partie de nombreux pôles ligneux de la racine principale se

(1) *Loc. cit.*, Calyc. Mél. Myrt., p. 28.

termine supérieurement *en pointe libre* et sans s'insérer sur les faisceaux cotylédonaires. C'est là une nouvelle preuve à l'appui de l'opinion d'après laquelle la racine principale ne serait pas la continuation inférieure de l'axe hypocotylé, mais bien une racine *insérée dans* l'extrémité inférieure de cet axe.

Un tel mode d'insertion des tissus ligneux de la racine sur ceux des faisceaux cotylédonaires est très rare. Il n'en est que plus intéressant (1).

CONCLUSIONS.

I.

a. Anticipant sur nos conclusions, nous avons, dès le début de ce travail, considéré les Lécythidacées comme formant une famille bien définie. D'ailleurs, MM. Costantin et Dufour (*l. c.*) avaient déjà été amenés par des considérations dont quelques-unes au moins étaient d'ordre anatomique, à émettre une opinion analogue. Nos recherches n'ont donc fait, sur ce point, que confirmer la conclusion de leur note, mais en l'appuyant de preuves nouvelles tirées surtout de la connaissance du *système libéro-ligneux foliaire*. Nous pensons que les faits signalés dans le présent Mémoire et sur lesquels nous appuyons notre opinion, paraîtront suffisamment nets et probants à tous les Botanistes, d'autant qu'en réalité, ils nous ont simplement amené à reprendre l'opinion émise dès longtemps par Brongniart (*l. c.*) et édifiée sur la connaissance des caractères floraux et morphologiques. En un mot, nous espérons que ce premier résultat taxinomique sera accepté d'autant plus facilement qu'il n'est nullement en contradiction avec ceux fournis

(1) Dans un travail récent, M. Dangeard (Rech. sur le mode d'union de la tige et de la racine chez les Dicotylédones, *le Botaniste*, 1889), n'en signale aucun autre cas. Le mode d'insertion du *G. Leopoldi* se montre d'ailleurs comme une nouvelle exception aux règles proposées par ce Botaniste. — Voir l'add. 1, p. 411.

par les caractères généralement employés en systématique, mais qu'il vient simplement appuyer et préciser l'une des opinions émises.

Mais l'opinion de Brongniart est-elle toute entière confirmée par la connaissance de la structure des organes végétatifs ? L'anatomie de ces organes permet-elle de réunir, avec lui, dans une même classe les Myrtacées, les Lécythidées (Lécythidacées), les Granatées, les Calycanthées et les Monimiées ? Nous ne le pensons pas. Nous avons, en effet, démontré précédemment (*l. c.*) que les Calycanthées et les Monimiées doivent être éloignées des Myrtacées pour être rapprochées probablement des Lauracées et des Magnoliacées. Les Granatées ressemblent davantage aux Myrtacées, mais elles sont probablement plus voisines encore des Lythrariées, ainsi que le veulent Bentham et Hooker. Quant aux Lécythidacées, peut-être doivent-elles être conservées près des Myrtacées ? et dans ce cas, ce serait des Myrtées qu'elles se rapprocheraient davantage. Mais peut-être aussi, la proche parenté de ces deux familles n'est-elle pas aussi étroite qu'on l'admet généralement.

b. Nous avons également admis, dès le début de ce travail, que la famille des Lécythidacées comprend trois tribus : celle des Lécythidées, celle des Barringtoniées et celle des Napoléonées. Le résumé de la p. 373 montre, par la précision des caractères invoqués, combien nous étions autorisé à établir ce classement. D'ailleurs, ici encore, les résultats fournis par l'anatomie des organes végétatifs ne sont pas en contradiction avec ceux qu'offre la lecture de l'appareil floral. En effet, on peu dire que la division en Lécythidées et en Barringtoniées des plantes que nous admettons nous-même dans ces deux tribus, a été depuis longtemps acceptée par la majorité des Botanistes descripteurs, sans cependant que cela soit d'une façon définitive, puisque récemment encore M. Baillon (*l. c.*) a cru devoir réunir toutes ces plantes sous la dénomination unique de Barringtoniées.

De même, presque tous les Botanistes récents ont rapproché les Napoléonées des plantes précédentes, mais en leur conservant en général leur autonomie. M. Miers (*l. c.*) est le seul qui revienne à peu près à l'opinion des anciens Botanistes, en plaçant les Napoléonées dans le voisinage des Rhododendrées.

Ainsi donc, dans ce cas comme dans le précédent, l'anatomie des organes végétatifs ne fait qu'affirmer la préférence qu'on doit avoir pour l'une des opinions antérieurement émises d'après la connaissance de la fleur. Mais il est vrai qu'elle le fait avec une singulière énergie, surtout en ce qui concerne les deux premières tribus.

c. Quelques résultats très nets pour la systématique nous ont encore été fournis par la lecture des organes végétatifs des Lécythidacées. Ils n'ont certes pas des conséquences d'une ampleur comparable à celle des précédents, mais ils n'en sont pas moins très intéressants au point de vue de l'importance taxinomique à donner aux caractères anatomiques. Nous les indiquerons rapidement.

Le genre *Gustavia* était habituellement rangé parmi les Barringtoniées. M. Miers (*l. c.*) le premier le met en tête des Lécythidées. C'est, en effet, cette dernière place que l'anatomie lui assigne *sans hésitation.* Toutefois nous avons cru devoir établir pour lui la sous-tribu des Gustaviées, distincte de celle des Eulécythidées qui comprend tous les autres genres.

La fleur si modifiée du genre *Fœtidia* a soulevé bien des doutes au sujet de ses véritables affinités. Or, la structure des organes végétatifs, quoique présentant, elle aussi, des particularités importantes probablement de nature biologique, nous apprend que cette plante est *indubitablement* une Barringtoniée. Ainsi, ce qu'il y a de spécialement intéressant dans ce cas particulier, c'est que l'appareil végétatif a mieux conservé ses caractères taxinomiques que l'appareil floral.

De même, l'Anatomie apporte de nouvelles raisons pour réunir *Asteranthos brasiliensis* aux *Napoleona.*

Enfin elle permet d'éloigner définitivement des Lécythidacées les genres *Sonneratia, Cupheanthus* et *Catostemma* (1).

d. Les résultats que nous venons d'exposer ne concourent-ils pas, après ceux de beaucoup d'anatomistes, à démontrer d'une façon

(1) Je n'ai pu me procurer aucun échantillon du genre *Careya* qui a autrefois été considéré comme une Lécythidacée douteuse. D'après la description qu'en donne M. Molereder (*l. c.*) les *Careya* sont bien des Barringtoniées, ainsi qu'on l'admet actuellement. Il y a cependant lieu de signaler que MM. Costantin et Dufour (*l. c.*), qui citent ce genre pour l'avoir vu, n'y signalent pas le retournement des faisceaux corticaux, ainsi qu'ils le font pour les *Barringtonia.*

évidente les services importants que l'Anatomie bien comprise peut rendre à la classification. Il ne s'agit pas, bien entendu, de substituer les caractéristiques anatomiques aux caractéristiques florales. Il serait, en effet, puéril de nier les immenses services rendus et à rendre à la Systématique par la lecture des fleurs. Mais la netteté des faits relatés ci-dessus prouve que l'inflorescence et l'extérieur de la plante ne sont pas les seules données à consulter pour arriver à établir une classification vraiment naturelle des végétaux. L'anatomie des organes végétatifs peut et doit aussi être consultée avec grand fruit. Assurément, dans beaucoup de cas, cette anatomie ne viendra que confirmer les résultats déjà fournis par l'étude de la fleur, mais alors même elle ne doit pas être considérée comme négligeable. Et, d'autre part, là ou la lecture de la fleur est tellement difficile que les botanistes les plus expérimentés n'ont pas su se prononcer d'une façon certaine, il y aura tout avantage à consulter la structure de l'appareil végétatif pour y trouver de nouvelles indications. Enfin, nous sommes persuadé que, dans d'autres cas même, l'anatomie permettra de rectifier des résultats en apparence certains, non parce que l'on arrivera à substituer les caractères qu'elle fournit à ceux tirés de l'appareil floral, mais parce qu'en produisant des résultats contradictoires, elle éveillera l'attention des Botanistes et motivera de nouvelles recherches et de nouvelles discussions d'où pourra sortir la lumière. Nous reconnaissons volontiers que si l'on voulait représenter graphiquement la marche du développement qu'a subi dans le temps l'appareil végétatif et celle de l'appareil floral, la ligne obtenue pour le premier offrirait, à cause de ses qualités adaptatives plus marquées, des sinuosités plus accentuées, plus détaillées et peut-être plus précoces que celles obtenues pour le second. Mais nous pensons aussi que, si l'on fait abstraction de leurs sinuosités, ces deux lignes seraient parallèles et que, par conséquent, la recherche de l'une peut aider à la recherche de l'autre.

En un mot, les caractères anatomiques ont, pensons-nous, une valeur réelle en systématique, et ils ne doivent pas être considérés comme les adversaires des caractères floraux, mais bien comme des collaborateurs importants. L'antagonisme que l'on croit quelquefois constater entre eux résulte d'une mauvaise lecture des uns ou des autres, ou encore du désir que nous avons de toujours mettre des limites nettes et brusques, là où la nature n'a mis que des transitions insensibles.

Il y a d'ailleurs lieu de remarquer que l'Anatomie ne doit pas se borner à l'étude des appareils végétatifs, mais aussi s'étendre à celle de l'appareil floral. Celui-ci, devenant alors mieux connu, deviendra plus compréhensible et partant fournira des résultats plus certains. Or, pour que l'Anatomie de pièces aussi spécialisées que celles qui constituent la fleur et l'inflorescence soit bien compréhensible, il est nécessaire que celles de l'appareil végétatif, dont elles dérivent, soient parfaitement connues dans les mêmes espèces.

II.

a Il y a lieu maintenant de se demander quels sont les caractères anatomiques auxquels on doit attacher le plus d'importance ou du moins quel est l'ordre de subordination dans lequel ces caractères doivent être employés. Nous n'avons pas l'intention de chercher à résoudre ici ce problème complexe. Il est très probable, en effet, que cette subordination, au moins pour les caractères inférieurs, ne sera pas la même dans tous les groupes de plantes, pas plus d'ailleurs que ne l'est la subordination des caractères floraux inférieurs. Mais du moins nous voulons indiquer quels sont les caractères anatomiques qui nous ont si bien réussi chez les Lécythidacées et dans quel ordre nous avons été amené à les employer.

Les caractères qui nous ont permis de définir la famille des Lécythidacées et de la différencier de ses voisines sont, en général, par ordre d'importance : la structure des faisceaux libéro-ligneux, — la forme générale du système libéro-ligneux foliaire, — la nature des produits sécrétés dans tous les tissus, — la position et la structure des tissus de décortication, — la forme et la structure des poils lorsqu'ils existent (ce caractère ne peut être employé que dans des limites très larges).

Pour distinguer les tribus dans la famille, les caractères *de beaucoup les plus nets* sont tirés de particularités et de modifications locales que présente la forme du système libéro-ligneux foliaire (présence ou absence de faisceaux antérieurs et postérieurs, orientation de ces faisceaux, développement relatif des faisceaux antérieurs et des faisceaux postérieurs aux divers niveaux du système foliaire, forme des faisceaux, nombre et distribution des faisceaux antérieurs et postérieurs). Nous avons pu ensuite employer, mais d'une façon beaucoup moins impérative, la symétrie de la tige, la forme des stomates, la forme de la gaîne fibreuse dans les faisceaux foliaires, la forme des cristaux d'oxalate de chaux, la structure des poils, etc.

b. Nous voulons faire remarquer que nous avons introduit dans cette nomenclature des caractères anatomiques des Lécythidacées une donnée nouvelle, excessivement importante pour la Classification, celle de la connaissance du *système libéro-ligneux foliaire* (1). Cette donnée n'a pas encore été employée par les Anatomistes, au moins dans le sens étendu et précis que nous lui donnons (2). Or nous insistons tout particulièrement sur la netteté des résultats qu'elle nous a fournis, surtout dans l'établissement des divisions importantes de la famille.

c. Nous avons montré que pour l'emploi du système foliaire en Systématique, les premiers caractères à reconnaître sont sa

(1) Voir la note 1, p. 298.

(2) Assurément beaucoup de botanistes ont cherché à utiliser pour la classification des parties plus ou moins étendues du système libéro-ligneux foliaire comme, par exemple, la nervation de la feuille, le parcours des faisceaux dans le pétiole ou simplement leur distribution sur une section pétiolaire, le mode de rentrée des faisceaux dans la tige, le parcours des faisceaux dans la tige ou simplement leur distribution sur une section internodale (*). Quelques-uns même ont décrit le parcours des faisceaux en même temps dans la tige et dans la feuille de certaines familles ou de certaines espèces. Mais aucun, croyons-nous, n'a songé à considérer, ainsi que nous le faisons, le système libéro-ligneux foliaire comme une sorte d'*unité* dont la connaissance présente une importance de premier ordre dans l'étude du parcours des faisceaux de la tige et de la feuille.

(*) Parmi ceux qui en ont fait l'objet d'un travail spécial de systématique en faisant intervenir la comparaison entre familles, nous voulons citer plus spécialement : GUILLARD, Une grave lacune de l'Anatomie végétale (*Bull. de la Soc. Bot. de France*, T. 17, 1870) ; C. DE CANDOLLE, Anatomie comparée des feuilles chez quelques familles de Dicotylédones (*Mém. de la Soc. Phys. et Hist. nat. de Genève*, T. 26, 1879) ; VESQUE, L'Anatomie des tissus appliquée à la Classification des plantes (*Nouv. Arch. du Museum*, 1881) ; ACQUA, Sulla distribuzione dei fasci fibrovascolari nel loro decorso dal fusto alla foglia (*Ann. del R. Istit. Bot. di Roma*, 1887) ; PETIT, Le Pétiole des Dicotylédones au point de vue de l'Anatomie comparée et de la Taxinomie (*Mém. de la Soc. des Sc. Phys. et Nat. de Bordeaux*, 1887).

structure, sa *forme* et la *façon* dont cette dernière se complique (1). Nous voulons montrer que l'*intensité* elle-même de la complication peut être souvent aussi un caractère d'une certaine importance taxinomique, quoique d'un emploi plus difficile. Assurément, sur une même plante, les plus grandes feuilles normales (feuilles dites *moyennes*) posséderont un système libéro-ligneux foliaire de complication *maxima,* tandis que d'autres feuilles de plus en plus petites, quelquefois même réduites à des écailles, ne renfermeront qu'un système foliaire de plus en plus simple. Mais si l'on vient à comparer le système foliaire présentant normalement la complication *maxima* d'une espèce déterminée avec celui d'une autre espèce (2), on remarque alors que le degré de complication n'est plus toujours en rapport direct avec la taille de la feuille. En effet, la feuille moyenne de *Barringtonia speciosa* Vieill. est environ 4 fois plus longue que celle de *Stravadium album* D. C.; or l'intensité de complication du système foliaire à la base de la première est à peine plus grande que celle de la seconde. Cette intensité est d'autre part beaucoup moindre dans la feuille de *B. speciosa* que dans celle de *Gustavia augusta*, bien que celle-ci soit moins grande que celle-là.

Ainsi donc il y a lieu, en Systématique, de tenir un compte sérieux, non seulement de la *nature* de la complication du système libéro-ligneux foliaire, mais même de son *intensité*. Cependant il n'est possible de le faire qu'à la condition expresse de ne comparer entre elles que des feuilles adultes présentant un développement moyen (taille *maxima* normale).

d. Non seulement le présent travail démontre l'importance qu'il faut attribuer à la forme du système libéro-ligneux foliaire, à ses variations et à la structure de ses faisceaux, mais encore il vient appuyer l'opinion que nous avons émise ailleurs (*l. c.*) relativement à l'*indépendance originaire* de chaque système d'un rameau. En

(1) Voir Lignier, De la forme du système libéro-ligneux foliaire (*Bull. de la Soc. Linn. de Normandie*, 3e sér., T. III, 1889).

(2) Ce sont des feuilles dont le système foliaire offrait normalement cet état maximum que nous avons désignées sous le nom de feuilles adultes présentant un développement moyen. Ce sont elles seules que nous avons décrites dans toute cette étude des Lécythidacées.

effet, la symétrie de la tige des Lécythidacées varie dans des limites assez larges suivant les espèces ; et le lecteur a pu se convaincre que la comparaison du parcours des faisceaux dans la tige n'est possible qu'entre les espèces chez lesquelles la symétrie est la même. Cette comparaison devient impossible entre rameaux ayant une symétrie différente, à moins qu'on ne fasse intervenir la notion de l'*indépendance originaire* des traces foliaires (1), c'est-à-dire à moins qu'on ne tienne compte de ce fait que l'insertion des diverses traces foliaires les unes sur les autres est commandée par la situation réciproque de ces traces au moment de leur différenciation, celle-ci se faisant de haut en bas dans chaque faisceau.

III.

a. Les faisceaux corticaux de la tige des Lécythidacées sont de deux sortes : les uns appartiennent à l'arc principal dont ils occupent les bords, les autres sont des faisceaux surnuméraires (c'est-à-dire dus à l'élargissement des faisceaux principaux). Ces faisceaux corticaux ne doivent pas être considérés comme des faisceaux d'ailes concrescentes avec la tige, mais comme des faisceaux ordinaires des systèmes foliaires successifs. Leur situation dans l'écorce est due à ce qu'ils appartiennent à des arcs foliaires *à peine convexes* et *plissés*, à ce qu'ils sont situés *sur les bords* ou *sur les plis postérieurs* de ces arcs, et à ce qu'ils y sont très écartés les uns des autres et très individualisés. En effet, de ces particularités il résulte que les faisceaux médians des systèmes foliaires successifs peuvent seuls être agglomérés en une couronne lors de la formation des productions secondaires (voir p. 386).

b. L'orientation inverse des faisceaux corticaux de la tige des Barringtoniées et des faisceaux postérieurs de leur feuille est probablement due à la forme des plis de l'arc foliaire et à la position qu'occupent les faisceaux sur ces plis (voir p. 388).

IV.

La base de la tige principale de *Gustavia Leopoldi* ne renferme probablement pas de faisceaux corticaux. Les traces cotylédonaires

(1) Voir l'add. 2, p. 411.

comprennent chacune 5 faisceaux dont les pôles ligneux servent de lieux d'insertion à autant de pôles trachéens du faisceau de la racine principale. Ces pôles ligneux de la racine et ceux des faisceaux cotylédonaires sont situés dans les mêmes plans radiaux.

Les fissures que portent les cotylédons de *G. Leopoldi* ne sont que des sillons séparant des lobes.

V.

Le faisceau des racines ordinaires de Lécythidacées possède de 3 à 7 pôles ligneux, suivant leur taille à l'époque primaire et suivant l'ordre de la racine. Le nombre de ces pôles peut d'ailleurs varier le long d'une même racine.

Chez *Gustavia Leopoldi*, le nombre des pôles du faisceau de la racine principale est habituellement de 16 à 18 près de sa base (10 de ces pôles se terminent en haut par des tissus d'insertion sur les faisceaux cotylédonaires, les autres leurs sont intercalés et se terminent en pointe libre ; il en résulte que les premiers semblent se continuer plus haut que les seconds). En descendant le long de cette racine, on voit le nombre des pôles diminuer successivement jusqu'à 12 et même 10, par accolement deux à deux, soit de pôles ligneux, soit de pôles libériens (1).

Caen, le 15 Mai 1889.

(1) Pour la nomenclature des faisceaux employée dans cette étude, voir C. Eg. Bertrand. Théorie du faisceau (*Bull. Scient. du Nord*, 2e sér., 3e année, 1880, Lille).

ADDENDA.

1. (Voir la note 1, p. 402). Dans ce même mémoire, note 1, p. 123, M. Dangeard signale lui-même une autre exception. « Lorsque, dit-il, nous avons énoncé cette règle, en octobre 1888 (dans une note à l'Institut), nous ne connaissions aucune exception. MM. Van Tieghem et H. Douliot ont publié, en novembre 1888, un grand travail (Recherches sur l'origine des membres endogènes dans les plantes vasculaires, Ann. des Sc. nat. VII sér. T. VIII); nous y trouvons une description du *Calycanthus* et du *Chimonanthus*, d'après laquelle ces genres font exception à la règle générale. » Le libellé de cette note me surprend d'autant plus que, *dès le mois d'octobre*, et à propos de sa note à l'Académie, j'avais cru devoir avertir *verbalement* M. Dangeard de cette exception. Je ne peux cependant penser que ce soit en vertu de l'adage connu : *verba volant, scripta manent,* que M. Dangeard ait cru devoir tenir notre observation pour nulle.

2. (Voir note 1, p. 409). L'idée de cette indépendance originaire des traces foliaires a été acceptée, à diverses reprises, par M. Dangeard, mon Chef des Travaux. En 1889 ce botaniste écrivait en effet (*l. c.* p. 118) : « Des modifications peuvent se produire dans la structure de la tige primaire à un même niveau. Il est commode pour les comprendre d'envisager la tige primaire comme le résultat d'une union intime des pétioles......... » Plus récemment, dans une note sur les rapports de la tige et de la feuille (1), M. Dangeard émettait, sous forme de conclusion, l'opinion « que pour connaître morphologiquement et anatomiquement une plante, il faut étudier : 1° chacune des individualités foliaires, les « phytons »...... 2° les

(1) Dangeard. Recherches de Morphologie et d'Anatomie végétales. — Bien que ce travail fût paru le 1er septembre 1889, je n'ai pu me le procurer qu'au mois de décembre.

relations qui s'établissent entre eux...... » C'est la reproduction presque textuelle des conclusions que je m'efforce de faire admettre en Anatomie depuis 1887. Je ne puis donc qu'être heureux d'avoir réussi à convertir M. DANGEARD à mes idées. Toutefois je dois regretter qu'il affecte d'ignorer mes travaux antérieurs en ne les citant même pas et d'*émettre ces idées comme venant de lui*. Cela pourra sembler d'autant plus étrange que non seulement je les ai fréquemment défendues dans mes écrits (1), mais encore que je les ai exposées et *complétées*, à diverses reprises depuis 1887, soit dans des séances de la Société linnéenne de Normandie, soit dans les leçons de la Faculté, séances et leçons *auxquelles* M. DANGEARD *assistait régulièrement*. Je ne pense pas que l'emploi de mots rajeunis ou de néologismes et l'exposition de quelques applications particulières puissent être une raison suffisante pour passer sous silence les travaux dans lesquels a été prise l'idée principale. L'adage ci-dessus, d'après lequel les paroles ne comptent pas, ne pourrait même s'appliquer ici puisqu'il y a des écrits.

Je n'ai d'ailleurs l'intention d'insister davantage ni sur ces faits ni *sur d'autres du même genre*. J'ai voulu simplement les signaler afin que le lecteur puisse en tirer telles conclusions qu'il lui plaira.

(1) O. LIGNIER, Recherches sur l'Anatomie comparée des Calycanthées, des Mélastomacées et des Myrtacées p. 433, *Arch. Bot. du Nord de la France*, *1887*. — Observations sur la structure des Lécythidées, p, 2, *Assoc. franç. Congrès de Toulouse*, *1887*. — De l'importance du système libéro-ligneux foliaire en Anatomie végétale, *C. R. de l'Institut*, *août 1888*. — De l'influence que la symétrie de la tige exerce sur la distribution, le parcours et les contacts de ses faisceaux libéro-ligneux, 2 notes, *Bull. de la Soc. linn. de Normandie*, *décembre 1888 et avril 1889*. — De la forme du système libéro-ligneux foliaire chez les Phanérogames. *Id. février 1889*.

EXPLICATION DES PLANCHES.

Signes abréviatifs :

C-VI, ligne de symétrie de la feuille VI.
Ap, assise pilifère.
As, assise subéreuse.
B, bois.
B_1, bois primaire.
B_2, bois secondaire.
C, centre de figure d'une section de la tige.
cg, cellule grillagée.
Clb, couronne libéro-ligneuse.
Col, collenchyme.
Cp, couronne procambiale.
Δ, trachée initiale.
E, épiderme.
E_a, épiderme supérieur.
E_p, épiderme inferieur.
Fc, faisceau cortical.
Fp, faisceau procambial.
fb, fibre ligneuse.
fl, fibre libérienne.
fp, fibre primitive.
Gf, gaîne fibreuse.
Gp, gaîne protectrice.
If, îlot fibreux.
Ig, îlot grillagé.
L, liber.
L_1, liber primaire
L_2, liber secondaire.
Λ, cellule grillagée initiale.
Lg, liège.
P, parenchyme.
Pb, » ligneux.
Pc, » cortical.
Ph, » herbacé.
Pl, » libérien.
Plc, » lacuneux.
Pm, » médullaire.
Ppal, » en palissade.
RF rayon de faisceau.
scl, sclérite.
st, stomate.
Tf, tissu fondamental.
Tf_2, » » secondaire.
tc, tube cribreux.
tr, trachée.
vb, vaisseau ligneux.
Zc, zone cambiale.
Zcf, zone cambiforme.

PLANCHE X.

Fig. 13. — Section transversale internodale de *Gustavia augusta* (à comparer avec la fig. 1, p. 335). G. $\frac{15}{1}$.

Fig. 14. — Tige de *G. augusta*. Structure des tissus libéro-ligneux du faisceau X_{1g} (voir la fig. 1, p. 335). (A), région extérieure ; (B), région intérieure. G. $\frac{140}{1}$.

Fig. 15. — Section transversale du limbe de *G. augusta*. G. $\frac{160}{1}$.

Fig. 16. — Épiderme inférieur de la feuille de *G. augusta* : *jst*, jeune stomate ; *ol*, cristal d'oxalate de chaux. Gr. $\frac{160}{1}$.

Fig. 17. — *Napoleona imperialis*. Section transversale du faisceau cortical VI2*g* (voir fig. 10, p. 367). S-VI2*g*, ligne de symétrie du faisceau ; ΔC, rayon de la tige. G. $\frac{260}{1}$.

Fig. 18. — Tige de *G. augusta*. Section transversale des tissus de décortication. *Tc*, tissu corné formé par écrasement du liège de décortication. G. $\frac{140}{1}$.

Fig. 19. — Section transversale pratiquée aux $\frac{3}{4}$ de la nervure médiane de *Chytroma Idatimon*. *Be*, bois de l'arc extérieur du faisceau principal ; *Bi*, bois de l'arc intérieur ; *Mf*, massif fibreux antérieur. G. $\frac{24}{1}$

Fig. 20. — Section transversale pratiquée aux $\frac{3}{4}$ de la nervure médiane d'*Eschweilera longipes*. G. $\frac{24}{1}$.

Fig. 21. — Tige de *Couratari guianensis*. Section transversale des tissus de décortication. G. $\frac{220}{1}$.

Fig. 22. — Feuille de *Gustavia Leopoldi*. (A), section transversale du pétiole ; (B), section pratiquée près du sommet de la nervure médiane ; *f*, faisceau sortant dans une nervure secondaire. G. $\frac{15}{1}$.

PLANCHE XI.

Fig. 23. — *Gustavia augusta*. Structure du faisceau VI1*d* de la section pétiolaire (voir fig. 1, p. 335). G. $\frac{200}{1}$.

Fig. 24. — Cellules épidermiques de la face inférieure du limbe de *Lecythis racemiflora*. (A), cellules ordinaires ; (B), cellules au voisinage du bord de limbe. G. $\frac{400}{1}$.

Fig. 25. — Poils de *Lecythopsis rufescens.* (A), poils à 4 branches ; (B), poil simple dont les cellules terminales sont glanduleuses ; (C), cellules basilaires d'un poil à plusieurs branches ; celles-ci ont été coupées à leur base ; (D), les mêmes en section transversale. G. $\frac{180}{1}$.

Fig. 26. — Feuille de *Chytroma Idatimon.* Stomates de la face inférieure. G. $\frac{180}{1}$.

Fig. 27. — Tige de *Gustavia augusta.* Structure d'un petit fais ceau cortical. G. $\frac{400}{1}$.

Fig. 28. — Nervure médiane de *Couratari guianensis.* Tissu cortical de la face inférieure. G. $\frac{180}{1}$.

Fig. 29. — Section transversale du limbe d'*Eschweitera parviflora.* La gaîne fibreuse du faisceau est renforcée par des îlots, *scl*, scléreux issus du tissu fondamental. G. $\frac{180}{1}$.

Fig. 30. — Section transversale du limbe d'*Eschweilera longipes.* *Ppal p*, *Ppal a*, parenchyme en palissade des faces inférieure et supérieure de la feuille ; *Ascl*, assise scléreuse ; *fd*, fibre diaphragmatique appartenant à l'extrémité libre d'une ramification libéroligneuse grêle. G. $\frac{180}{1}$.

Fig. 31. — Tige de *Gustavia augusta.* Section transversale montrant la formation des îlots grillagés de la couronne normale aux dépens des cellules cambiales. G. $\frac{145}{1}$.

Fig. 32. — *Gustavia Leopoldi.* Section transversale d'une racine grêle (tertiaire). G. $\frac{180}{1}$.

PLANCHE XII.

Fig. 33. — Pétiole d'*Eschweilera Luschnathii.* Section transversale montrant la formation de tissus secondaires contre la face inférieure (A), et contre la face supérieure (B) du pétiole. G. $\frac{72}{1}$.

Fig. 34. — Tige de *Napoleona imperialis*. Bois stratifié de la couronne normale. G. $\frac{240}{1}$.

Fig. 35.— Section transversale du bord du limbe d'*Esch. Luschnathii*. Le faisceau, *Ff*, y est presque entièrement fibreux. G. $\frac{115}{1}$.

Fig. 36. — Poil strié de *Barringtonia acutangula*. G. $\frac{240}{1}$.

Fig. 37. — Stomates de la feuille de *Barringtonia racemosa*. G. $\frac{150}{1}$.

Fig. 38. — (A), section transversale pratiquée dans une germination de *Gustavia Leopoldi* à 3 millim. au-dessous de l'insertion des cotylédons ; (B), section pratiquée à 6 millim. plus bas. Cette figure montre que le pôle ligneux du faisceau de la racine Δ (R), et celui du faisceau cotylédonaire, Δ (T), sont situés dans un même plan radial dont la trace est FC. *Tr I*, trachées d'insertion du faisceau de la racine. G. $\frac{130}{1}$.

Fig. 39. — Faisceau pentapolaire d'une jeune racine secondaire de *G. Leopoldi*. La zone cambiale a fourni beaucoup de liber et peu de bois. Les fibres ligneuses ressemblent complètement aux fibres libériennes ; *vb* 1, *vb* 2, vaisseaux ligneux primaires et secondaires. G. $\frac{180}{1}$.

Fig. 40. — Petit faisceau postérieur du pétiole de *Barringtonia macrocarpa*. G. $\frac{180}{1}$.

Fig. 41. — Surface du canal médullaire de la tige de *Couratari guianensis*. *Eg*, épithélium (?) glandulaire. G. $\frac{180}{1}$.

Fig 42. — Parenchyme cortical de la tige de *Napoleona Witfieldii*. G. $\frac{150}{1}$.

PLANCHE XIII.

Fig. 43. — *Napoleona imperialis*. Segment du faisceau libéroligneux annulaire de la nervure médiane. Cette figure montre que, par suite de son aplatissement tangentiel, ce faisceau prend l'aspect d'un faisceau bicollatéral. G. $\frac{220}{1}$.

Fig. 44. — Structure des glandes situées sur la face inférieure des feuilles de *N. imperialis*. *Ept*, épithélium sécréteur ; *Tg*, tissu glandulaire situé sous l'épithélium. Ce tissu semble dû à l'épanouissement d'un faisceau libéro-ligneux. G. $\frac{220}{1}$.

Fig. 45. — Germination de *Gustavia Leopoldi*. Les deux cotylédons sont hémisphériques et bifides. La tige principale est engagée dans la fente de l'un de ces cotylédons. L'axe hypocotylé *AH*, limité à un bourrelet de 2 millim. de long, se voit à peine sur la figure. R, grosse racine principale. $\frac{1}{2}$ grand. nat.

Fig. 46. — Stomates de *Napoleona Witfieldii*. G. $\frac{220}{1}$.

Fig. 47. — Face inférieure d'une jeune feuille de *Napoleona imperialis*, montrant les deux glandes de la base. $\frac{1}{2}$ grand. nat.

Fig. 48. — Tige de *Barringtonia macrocarpa*. Section montrant la formation des tissus de décortication dans l'assise sous-épidermique. G. $\frac{180}{1}$.

Fig. 49. — Tige de *B. racemosa*. Section montrant la formation des tissus de décortication dans la deuxième assise sous-épidermique. G. $\frac{180}{1}$.

Fig. 50. — Structure de la pellicule rousse qui recouvre les cotylédons de *Gustavia Leopoldi*. *T*, tissu de cette pellicule ; il est écrasé dans sa région intérieure et est recouvert extérieurement par une assise d'aspect épidermique ; E, épiderme du cotylédon. G. $\frac{180}{1}$.

Fig. 51. — Section transversale pratiquée au fond de la fente cotylédonaire. L'épiderme s'y montre absolument intact. G. $\frac{180}{1}$.

Fig. 52. — Épiderme de la tige d'*Asteranthos brasiliensis*. G. $\frac{150}{1}$.

Fig. 53. — Section transversale du bord du limbe d'*A. brasiliensis*. Cette section montre la dispersion des fibres au milieu du mésophylle. G. $\frac{150}{1}$.

Fig. 54. — Fibres de la feuille d'*A. brasiliensis*, vues de face et par transparence. G. $\frac{150}{1}$.

Fig. 55. — Section tranversale du limbe de *Barringtonia macrocarpa*. G. $\frac{150}{1}$.

Fig. 56. — Tige de *Barringtonia acutangula*. Section transversale montrant la stratification du liège de décortication. G. $\frac{180}{1}$.

Fig. 57. — L'un des cotylédons de la germination de *Gustavia Leopoldi* (fig. 45), vu par sa face intérieure. Ce cotylédon est traversé dans sa longueur par une fente qui émet des ramifications à droite et à gauche. *Cc*, cicatrice d'insertion. $\frac{1}{2}$ grand. nat.

Fig. 58. — Section transversale de ce cotylédon pratiquée dans sa région médiane. Les faisceaux y sont distribués sur deux rangs ; les uns plus gros et longitudinaux sont postérieurs, les autres très grêles forment une sorte de réseau antérieur. $\frac{1}{2}$ grand. nat.

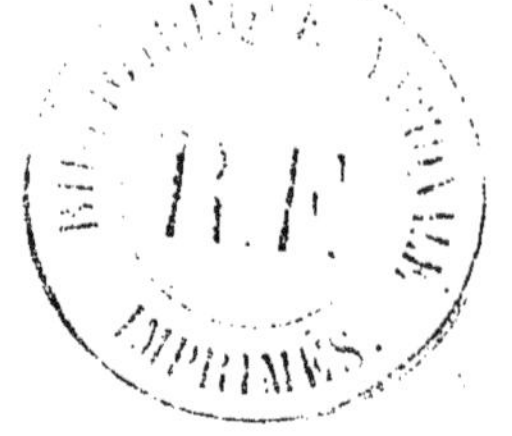

TABLE DES MATIÈRES.

CHAPITRE II. — LA RACINE.

CHAPITRE III. — GERMINATIONS.

Lille Imp. L. Danel.

BULLETIN SCIENTIFIQUE

COLLECTION DES PREMIÈRES SÉRIES

(En vente chez O. DOIN, Éditeur, 8, place de l'Odéon, PARIS).

PREMIÈRE SÉRIE,

Dirigée par MM. GOSSELET, DESPLANQUE et DEHAISNE.

				Prix :
Tome	I.	— 1869	(Quelques volumes)	15 fr.
»	II.	— 1870	(Épuisé).	
»	III.	— 1871	Id.	
»	IV.	— 1872	Id.	
»	V.	— 1873	(Quelques volumes).	15 fr.
»	VI.	— 1874	Id.	—
»	VII.	— 1875	Id.	—
»	VIII.	— 1876	(Épuisé).	
»	IX.	— 1877	Id.	

DEUXIÈME SÉRIE,

Dirigée par ALFRED GIARD

Tome	X.	— 1878	(Épuisé).	
»	XI.	— 1879	Id.	
»	XII.	— 1880		10 fr.
»	XIII.	— 1881		—
»	XIV.	— 1882		—
»	XV.	— 1883		—
»	XVI.	— 1884-85		—
»	XVII.	— 1886	(Quelques volumes).	20 fr.
»	XVIII.	— 1887	Id.	—

TROISIÈME SÉRIE,

Dirigée par ALFRED GIARD.

Tome	XIX.	— 1888	30 fr.
»	XX.	— 1889	—
»	XXI.	— 1890	—

Lille Imp. L. Danel.

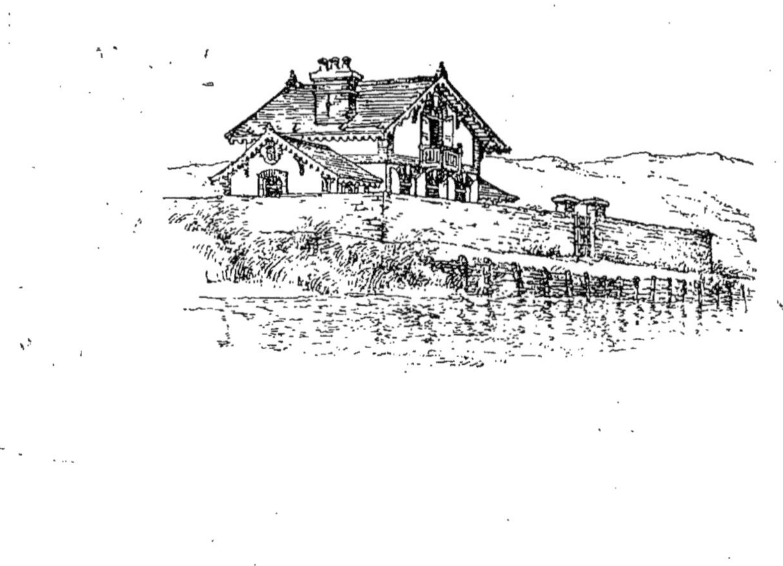

www.ingramcontent.com/pod-product-compliance
Ingram Content Group UK Ltd.
Pitfield, Milton Keynes, MK11 3LW, UK
UKHW012043240726
13965UKWH00003B/1000